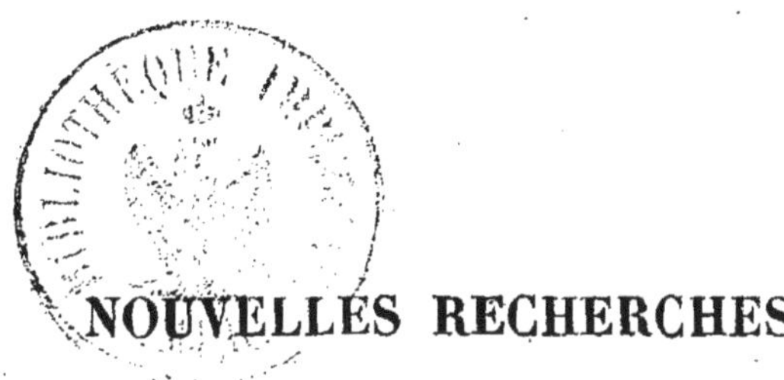

NOUVELLES RECHERCHES

SUR LA NATURE ET LE SIÉGE

DE LA MIGRAINE

(HÉMICRANIE)

ET DE LA SURDITÉ ACCIDENTELLE.

Imprimerie de Ducessois, 55, quai des Augustins.

NOUVELLES RECHERCHES

SUR LA NATURE ET LE SIÉGE

DE LA MIGRAINE

(HÉMICRANIE.)

ET DE LA SURDITÉ ACCIDENTELLE

AVEC LE TRAITEMENT RATIONNEL

DE L'UNE ET DE L'AUTRE AFFECTION.

PAR MAURICE MÈNE,

Docteur en médecine de la Faculté de Paris, médecin consultant de la Cour
impériale de Russie, etc., etc.

CINQUIÈME ÉDITION
entièrement refondue.

Prix : 3 fr. et 3 50 c. par la poste.

CHEZ L'AUTEUR, PASSAGE SAINT-CHARLES, 3.

A VAUGIRARD.

1845

PRÉFACE.

—

Les maladies de l'appareil auditif n'ont jusqu'à présent été étudiées qu'imparfaitement, la pratique n'offrant aux médecins que peu d'exemples de ces affections. Il était réservé à la spécialité de venir éclairer cette partie de l'art de guérir.

L'ouvrage que je publie est le fruit de nombreuses observations que j'ai faites depuis longtemps et qui m'ont amené à découvrir deux maladies restées jusqu'à présent pour ainsi dire cachées à la science *(la migraine et la surdité accidentelle)*.

Asthly Cooper, célèbre chirurgien anglais, paraît avoir été le seul qui ait fait la remarque que dans les surdités accidentelles, les oreilles devenaient en partie ou totalement sèches; cette observation ne fut point sentie, ou du moins elle ne servit qu'à faire supposer que l'absence du cérumen dans les oreilles, était produite par la surdité. — Cooper, comme tous les autres, n'eut pas l'idée qu'au contraire, la sécheresse du conduit auditif externe devenait dans tous les cas la cause principale de la surdité, précédée souvent par des accès de migraine bien caractérisés. Depuis lors on a toujours continué à attribuer à des causes que l'on croyait exister dans l'oreille interne la surdité qui était amenée par une affection de l'oreille externe.

Le peu de succès que l'on a obtenu des moyens thérapeutiques employés à l'oreille interne m'a suggéré l'idée de me livrer à des recherches nouvelles, pensant que l'on s'était mépris sur la cause principale, et que l'oreille externe devait être explorée de nouveau, sous le rapport de l'état morbide. En effet, si on examine la structure de l'oreille interne, mise à l'abri par une partie osseuse compacte, la nature paraît avoir protégé cet organe important, à cause des fonctions délicates dont elle l'a chargé. Au contraire, si on examine physiologiquement l'oreille externe, composée d'un pavillon, et d'un conduit peu profond, mais très-sensible, et continuellement exposé aux vicissitudes atmosphériques, on pourra établir que ces parties doivent être affectées plus généralement que l'oreille interne, et par le fait seul de leur état de maladie arriver à jeter souvent de la perturbation dans tout l'organe de l'ouïe.

Partant de ce principe, qui m'a paru être le plus logique, je me suis livré à de nouvelles recherches sur l'état pathologique de l'oreille externe. De nombreux moyens d'appliquer le résultat de quelques observations se sont présentés, et en très-peu de temps il en est résulté pour moi une conviction profonde, basée entièrement sur des faits d'observations suivis de guérison, bien définis , bien observés , que la surdité accidentelle était presque toujours occasionnée par une maladie chronique de l'oreille externe, et que cette affection amenait également dans le plus grand nombre de cas la migraine.

La société étant, tout aussi bien que la science , intéressée à profiter de ce que je considère comme une découverte des plus importantes, j'ai jugé nécessaire de faire précéder cet ouvrage d'une description anatomique et physiologique, courte et concise, de l'organe auditif, afin de mettre le lecteur en état de juger avec connaissance de cause, et de se prononcer sur le mérite de mes observations.

A cet effet, j'ai ajouté des gravures coloriées, afin de représenter exactement les divers phénomènes qui se reproduisent dans le cours des diverses maladies, lorsqu'elles sont abandonnées aux seuls effets de la nature.

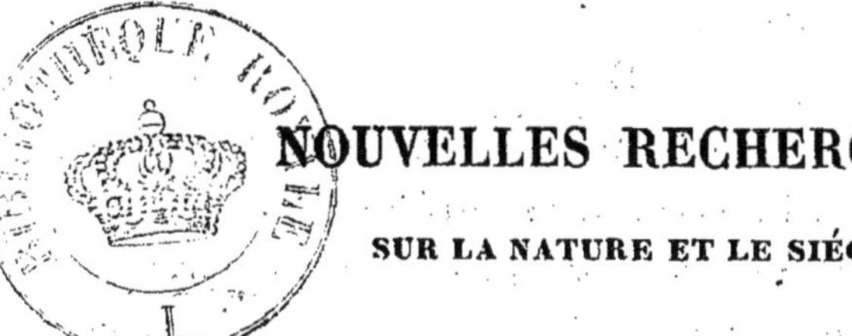

NOUVELLES RECHERCHES

SUR LA NATURE ET LE SIÉGE

DE LA MIGRAINE

(HÉMICRANIE)

DE LA SURDITÉ ACCIDENTELLE

ET SUR CELLE DE LEUR TRAITEMENT RATIONNEL.

DE LA TÉTE.

La téte (du grec κεφαλή et du latin *caput*) est l'organe qui occupe l'extrémité supérieure du corps, proportionnellement beaucoup plus développée dans l'espèce humaine que chez les animaux; elle est divisée en crâne et en face. Le crâne occupe toute la partie supérieure et postérieure de la tête, et renferme le cerveau ou encéphale, (du grec εν κεφαλη ce qui est dans la tête.) La face n'en occupe que la moitié antérieure, et sert de réceptacle à la plupart des organes des sens.

DU CERVEAU.

Le *cerveau* est une masse pulpeuse, renfermé dans le crâne, d'une odeur particulière (*sui generis*), enveloppé par trois membranes nommées, 1° *dure-mère*, 2° *arach-noïde*, 3° *pie-mère*. Le cerveau est *divisé en deux* parties appelées hémisphères. La partie supérieure et antérieure porte le nom de *cerveau proprement dit*, l'inférieure et postérieure celui de *cervelet*, et la partie moyenne, *cuisses de la moelle allongée*. Les deux hémisphères se réunissent en dedans au moyen d'un corps nommé *calleux*; cet organe donne naissance au système nerveux qui va se disséminer à l'infini dans toutes les parties du corps pour y porter la vie ; il est en outre le centre matériel de la pensée, des sentiments moraux et des fonctions intellectuelles. D'après Gall, chaque partie qui le compose est affectée à une faculté particulière; on doit le considérer comme étant l'organe de toutes les sensations auxquelles le corps est soumis, etc.

DE L'OREILLE EXTERNE.

L'*oreille externe* se compose d'un pavillon d'une figure irrégulière, placé à la partie latérale de la tête, recourbé en divers sens, ce qui produit deux éminences saillantes ; elles portent le nom d'*hélix* et d'*anthélix*, forment une profondeur remarquable, située en arrière, et partagée en deux portions inégales par l'*hélix* : on la nomme *conque*[1]. On observe en outre, au-devant de l'*orifice auditif*, des *mamelons* qui se correspondent, un en arrière et l'autre en avant ; on les appelle *tragus* et *anti-tragus* ; leur sommet est souvent garni de quelques poils ; le grand diamètre du pavillon est en haut, et le petit en bas ; ce dernier forme un angle que l'on nomme *lobe*, c'est la

[1] Voir la 2° gravure, fig. I.

partie qu'on perce pour suspendre les anneaux, la peau en est très-fine et transparente.

DU CONDUIT AUDITIF EXTERNE.

Ce conduit fait aussi partie de l'oreille externe, pénètre dans la profondeur de l'*os* nommé *temporal*, entre l'articulation *tempo-maxillaire* et l'*apophise mastoïde*. Chez l'adulte, sa longueur est ordinairement d'un pouce, un peu plus considérable inférieurement que supérieurement, oblique de dehors en dedans et d'arrière en avant, limité en bas par la membrane du tympan. Il est en outre recouvert dans toute son étendue par un prolongement de la peau extérieure qui, arrivé au fond, se réfléchit à l'entour de cette membrane en formant une espèce de cul-de-sac. On rencontre aussi dans son trajet (surtout vers son orifice) un duvet très-fin ou des poils. Elle est aussi traversée par un grand nombre de petits canaux *excréteurs* qui viennent des glandes dites *cérumineuses*, placées derrière et à son pourtour : ces glandes sécrètent la matière cireuse que l'on trouve dans le conduit auditif, etc.

MEMBRANE DU TYMPAN.

La membrane du tympan, placée au fond du conduit auditif externe, séparant l'oreille moyenne du conduit extérieur, est ronde, très-mince, à peu près aussi grande qu'une pièce de 25 cent., tendue, servant d'obturateur et formant une cloison un peu plus grande que la paroi qu'elle bouche, ce qui lui permet de s'étendre ou de se relâcher en obéissant à l'impression des sons qui viennent la frapper.

DU CÉRUMEN.

Si l'on considère le cérumen dans son état normal, c'est une matière d'un jaune un peu pâle, sécrétée par les glandes dites cérumineuses renfermées dans le tissu sous-cutané, qui revêt la membrane du conduit auditif, et excrétée continuellement dans cette cavité par de petits canaux exhalants.

Les anciens pensaient que cette matière avait la propriété, par son état d'amertume, d'éloigner du conduit auditif des animalcules quelconques qui pouvaient, par leur présence, en offenser la délicatesse. Quelques modernes ont eu la même opinion, en ajoutant que cette matière pouvait avoir la faculté d'agir sur l'acte de l'audition.

Les nombreuses remarques que j'ai été à même de faire sur les effets des maladies dont est susceptible le conduit auditif externe m'ont prouvé que lorsqu'elles étaient de nature à supprimer la sécrétion de cette matière, la membrane du tympan éprouvait un dérangement sensible dans l'acte de ses fonctions ; elle l'éprouvait encore toutes les fois que cette matière se trouvait mêlée à du pus, ainsi que quand elle se desséchait.. ces faits démontrent assez clairement que la matière cérumineuse a réellement la propriété de donner à la membrane du tympan une souplesse convenable pour analyser les sons ou à les préparer aux autres organes sensitifs dans l'acte de l'audition [1].

Oreille moyenne ou *tympan.* Cavité d'une forme irrégulière et difficile à déterminer, placée entre le conduit auditif que nous venons de décrire et l'oreille interne,

[1] V. *Migraine et Surdité*, pag. 28 et 63.

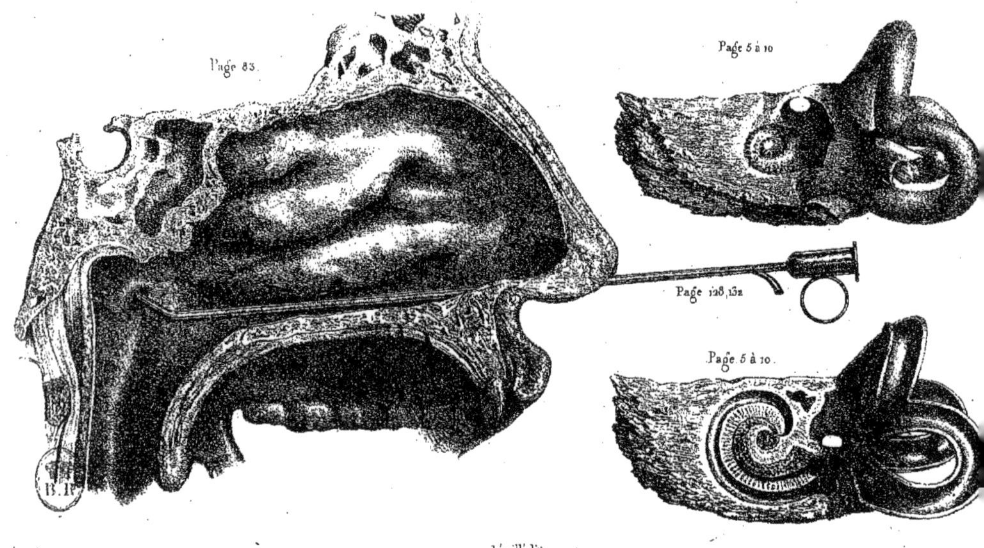

Voir la table des Matières.
Page 83.
Page 5 à 10
Page 128,132
Page 5 à 10
B. P.
Léveillé lith.

recouverte dans toute son étendue par une membrane muqueuse qui communique avec l'air par un conduit nommé *trompe d'Eustache*, lequel va s'ouvrir à l'arrière-bouche près la fosse nasale postérieure. On a divisé le tympan en six parties, nommées *parois* :

1° *Paroi externe.* Bouchée en totalité par la membrane du tympan, elle établit une ligne de démarcation avec l'oreille externe. La membrane du tympan forme une cloison un peu plus étendue que la paroi; ce qui lui permet de s'étendre ou de se relâcher suivant l'impression des sons qu'elle reçoit.

2° *Paroi interne.* Inclinée en arrière, un peu plus éloignée de l'externe supérieurement qu'inférieurement, on y trouve une ouverture nommée *fenêtre ovale;* elle fait communiquer le tympan avec le vestibule : elle est bouchée en outre par la base d'un petit os appelé *étrier*, embrassée par une membrane très-fine qui l'unit d'une manière mobile à cette ouverture; au-dessous on trouve une petite saillie osseuse qui indique le passage de l'*aqueduc de Falloppe*, ainsi qu'une autre petite éminence portant en bas la fenêtre formée par le vestibule et par la rampe du limaçon ; on lui a donné le nom de *promontoire.* On rencontre, un peu en arrière de ce promontoire, une autre ouverture (*fenestra rotunda*), fenêtre ronde, moins grande que la fenêtre ovale, qui fait communiquer la face interne du limaçon avec le tympan; cette ouverture est fermée par une membrane spéciale.

3° *Paroi supérieure.* Elle ne présente rien de particulier que des vaisseaux qui communiquent avec les membranes du cerveau.

4° *Paroi inférieure.* On y rencontre la scissure glénoïde

par laquelle sortent la corde du tympan, la longue apophyse du marteau et un muscle qui vient de ce petit os.

5° *Paroi postérieure*. En haut de cette paroi, on découvre un petit canal dirigé obliquement en bas et un peu en arrière au-dessous de l'enclume; son orifice est libre, il mène dans les cellules mastoïdes. Au-dessous de ces cellules est une petite éminence creuse, *la pyramide,* qui laisse sortir par son sommet le tendon du muscle de l'étrier; quelquefois le sommet de cette pyramide tient au promontoire par un filament.

6° *Paroi antérieure*. Elle présente une saillie, dite *bec de cuillère ;* sa partie inférieure forme la portion osseuse de la trompe d'Eustache. Ce conduit osso-cartilagino-membraneux va s'ouvrir derrière les fosses nasales postérieures, et sert à faire communiquer l'air avec le tympan ; sa longueur osseuse est d'environ un pouce, et sa portion fibro-cartilagino-membraneuse d'un pouce à quatorze lignes ; sa grosseur est à peu près celle d'un tuyau de plume de pigeon.

Des osselets contenus dans la cavité du tympan. La caisse du tympan est aussi traversée par quatre petits osselets, articulés entre eux et mus par des muscles particuliers, étendus depuis la membrane du tympan à la fenêtre ovale; on les nomme, à cause de leur ressemblance, *marteau, enclume, étrier* et *lenticulaire :* leur volume est surtout remarquable chez le fœtus ; la membrane muqueuse qui tapisse cette cavité leur sert de ligaments; ils sont, en outre, pourvus de muscles qui leur permettent d'exécuter différents mouvements.

DE L'OREILLE INTERNE.

Cette partie de l'organe de l'ouïe est cachée entre le tympan et le conduit auditif interne (trompe d'Eustache), formée de plusieurs cavités qui communiquent ensemble et qu'on désigne sous le nom de vestibule du limaçon et de canaux demi-circulaires.

Vestibule.

C'est une cavité d'une forme irrégulière, située en dedans du tympan et qui concourt à la formation d'un promontoire. Elle est partagée en deux portions inégales et de forme différente, par une crête osseuse qui s'élève de sa paroi inférieure pour se terminer à la fenêtre ovale par un petit sommet.

On trouve dans le vestibule un grand nombre d'ouvertures, celles d'abord qui s'ouvrent à l'oreille moyenne et que nous avons nommées; en haut, les deux orifices inférieurs des canaux demi-circulaires; en bas et en avant, l'orifice de la rampe externe du limaçon du bas; en arrière, les deux ouvertures séparées, demi-circulaires, verticales, supérieures et horizontales; en avant et en bas, l'orifice de la rampe externe du limaçon, et une autre ouverture commune aux canaux verticaux, ainsi que plusieurs autres petits conduits qui donnent passage à des vaisseaux et à des filets nerveux.

De *l'aqueduc du vestibule*. Il est étroit, et sert à faire communiquer cette cavité avec la base du crâne.

LE LIMAÇON.

Le limaçon, cavité osseuse formée de deux canaux

contournés en spirale à la manière des coquilles, creusé dans la partie antérieure du rocher (partie inférieure de l'os temporal), situé en avant et en dedans du vestibule de la trompe, décrit deux spirales en sens inverse. On y observe en outre un noyau central, une lame qui forme les parois, appelée *lame des contours*; elle est plongée dans le rocher, et y forme une espèce de demi-canal en s'avançant sur l'*infundibulum*. L'*axe* du limaçon commence vers le fond du conduit auditif interne, en avant et en dehors : sa base est creusée par un enfoncement qui loge la branche limacienne du nerf acoustique et la transmet dans l'intérieur de la cavité par un grand nombre de porosités ; son sommet présente un enfoncement, c'est l'*infundibulum* (entonnoir).

Cloison spirale du limaçon. Elle partage cette cavité dans toute sa longueur en deux parties; elle finit sur l'axe par un petit bec, là où prend naissance la pointe de l'infundibulum, composée d'une partie osseuse, et d'une autre membraneuse. Les deux cavités qui résultent de cette cloison ont été appelées *rampe du limaçon,* l'une interne, l'autre externe.

De l'*aqueduc du limaçon.* Son conduit est fort étroit ; l'orifice supérieur s'aperçoit à la partie qui correspond au tympan près de la fenêtre ovale, et l'inférieur sur le bord postérieur du rocher; il manque quelquefois. Ce *limaçon* est, en outre, parcouru par des canaux nommés demi-circulaires, et entre dans cette cavité par cinq orifices. *Une membrane* très-fine et très-délicate tapisse toutes les cavités de l'oreille interne. Les orifices isolés des canaux verticaux sont garnis chacun d'une espèce d'ampoule, et viennent en commun aboutir dans un sac

qui accompagne une portion du vestibule; ces portions
sont remplies d'une humeur qui donne au sac commun
l'apparence d'une bulle d'air, et le tout flotte dans le liquide que contient le labyrinthe. Un autre petit sac con-
tigu tapisse le vestibule, et adhère à ses parois; il est
aussi rempli d'humeur et renfermé dans la tunique
épaisse où viennent se perdre les ramifications des nerfs
acoustiques, etc.

MÉCANISME DE L'AUDITION.

Comme on l'a vu dans la description qui précède,
l'organe de l'audition est formé de trois parties bien
distinctes; l'une placée à l'extérieur, l'autre à la partie
moyenne, et la troisième à la partie interne; la première
est destinée à recevoir l'impression des sons, et à les trans-
mettre ensuite à l'oreille moyenne. La deuxième les pré-
pare pour l'oreille interne (3ᵉ partie) dans laquelle ré-
sident les nerfs chargés de les distinguer, et faire en
outre juger au cerveau l'importance du sujet. Avant que
l'oreille exécute ce travail admirable, les sons y sont introduits par un mécanisme que la nature a combiné.

Dans tous les cas, la configuration du pavillon de l'o-
reille, qui est celle d'un cornet acoustique, sert d'infundibulum à l'air qui introduit les sons par ondulation. C'est
sans doute la disposition particulière de ce mécanisme
qui a fait dire à notre célèbre physiologiste Richerand,
que la configuration de ce pavillon, dans l'homme, n'est
pas assez avantageuse pour que tous les rayons sonores
qui viennent le frapper soient réfléchis sous un angle
égal à celui de leur incidence, pour qu'ils soient dirigés
ensuite vers le conduit auditif externe, mais bien réunis en

faisceaux, et dirigés après vers la conque en s'engageant dans ce conduit. Une fois arrivés, les frémissements qu'ils produisent dans ses parois contribuent à augmenter la force organique. Touchant au fond de ce conduit, ils éprouvent une résistance opérée par la membrane du tympan laquelle est tendue devant la cavité qui renferme les quatre petits osselets de l'ouïe ; un air élastique, sans cesse renouvelé par la trompe d'Eustache, remplit la caisse du tambour, tandis que de petits muscles attachés au marteau de l'étrier meuvent ces os, tendent ou relâchent les membranes auxquelles ils sont attachés, et mettent ainsi l'appareil auditif interne dans un juste rapport avec les sons extérieurs. Comme la membrane du tympan se trouve attachée par deux muscles au marteau, un antérieur et l'autre interne, chacun d'eux lui fait exécuter un mouvement de tension ou de relâchement, lesquels produisent une augmentation ou un affaiblissement dans la perception des sons aigus. C'est par l'action de cette membrane continuellement humectée par la matière cérumineuse d'un côté et par un mucus de l'autre, que les muscles du marteau et de l'étrier deviennent les modulateurs des impressions des sons. Les vibrations, transmises par la membrane du tympan, sont communiquées aux autres membranes qui bouchent les fenêtres ronde et ovale, et, au moyen de celles-ci, à l'humeur aqueuse contenue dans l'oreille interne, et dans laquelle baignent les houppes nerveuses acoustiques. Il paraît que les agitations de ce liquide ébranlent ces nerfs ou y déterminent des sensations. Les canaux demi-circulaires, le vestibule et le limaçon ont, sans doute, des fonctions importantes, mais elles sont ignorées encore. La partie la plus essentielle dans les sensations des sons parait être la pulpe molle des nerfs auditifs flottant dans le fluide gélatineux contenu dans la poche membraneuse, mince et élastique, que l'on rencontre dans tous les animaux chez lesquels on a pu découvrir l'organe de l'ouïe. Cette espèce de gélatine est enveloppée chez l'écrevisse d'une lame fort dure ; chez les animaux d'un ordre supérieur, son intérieur est divisé en plusieurs cavités, quoique cependant les volatiles n'en aient qu'une seule qui contienne les nerfs acoustiques. Dans l'homme et chez les quadrupèdes, l'organe de l'ouïe est plus compliqué et caché dans une portion osseuse des plus dures, et séparé de l'extérieur de la tête par une cavité et un conduit que suivent les rayons sonores, comprimés en faisceaux par des cornets placés en dehors, et plus ou moins éloignés.

On a prétendu que le pavillon de l'oreille pourrait être enlevé sans nuire à l'acte de l'audition ; quant à nous, nous ne partageons pas cette opinion : à la vérité, il se peut qu'on entende bien lorsqu'on est près du foyer d'où partent les sons, mais non quand on en est éloigné. Nous avons été à même de l'observer chez des animaux auxquels on avait enlevé en totalité *le pavillon auriculaire.*

TRANSMISSION DES SONS A L'ORGANE DE L'OUÏE.

L'air est le fluide qui porte les sons à l'oreille ; on observe cependant que les corps solides ou liquides les conduisent, mais toujours confusément. Avant que la transmission s'opère dans cet organe, ils sont introduits dans l'air, et arrivent par oscillations du corps sonore jusqu'à l'organe des sens, en déplaçant la couche

d'air; ce déplacement ne peut avoir lieu sans éprouver
de la résistance par une seconde couche aérienne, qui
cède en réagissant sur la première; de sorte que, si l'on
établit la même théorie à la troisième et à la quatrième
couche de l'air, on sera convaincu que l'étendue des oscillations doit diminuer insensiblement au fur et à mesure qu'elle s'éloigne du corps qui les a produites; parce
qu'elles éprouvent de la part des couches successives une
pression continue. En se représentant ce mécanisme,
on se rendra facilement compte des perceptions des sons
par l'organe de l'audition.

DE LA MIGRAINE

DESCRIPTION GÉNÉRALE

D'APRÈS LES NOUVELLES RECHERCHES DE L'AUTEUR.

La migraine, (du latin *hemicrania,* du grec ημι, moitié, κρανιον, crâne); douleur plus ou moins forte de la moitié de la tête, ou d'une seule partie de cet organe, occupant tantôt le devant des orbites, et s'étendant le long des sourcils et de la tempe, quelquefois au sommet du crâne, ou à l'occiput. Cette maladie est marquée par des accès qui se renouvellent à des époques indéterminées, chez quelques personnes tous les quatre à cinq jours, chez d'autres tous les jours, tous les mois, etc.

Les accès sont plus ou moins forts ; les femmes irritables en éprouvent surtout de terribles ; lorsqu'ils sont légers, ils influent peu sur le cerveau, et la douleur alors est supportable ; dans les cas contraires, et surtout lorsqu'elle est compliquée de maladies chroniques, principalement de celles des viscères abdominaux qui occasionnent ordinairement un autre mal de tête qu'il ne faut pas confondre avec la migraine simple nommée *céphalée,* les accès sont beaucoup plus intenses ; la migraine, la céphalée coïncident ensemble, et occasionnent les symptômes suivants: chaleur, tension, fourmillements, élancements, picotements; quelques malades poussent des cris perçants, et il semble qu'on leur enfonce des clous dans le crâne; d'autres éprouvent, dans les oreilles, des bourdonnements, des sifflements, des détonations et une espèce de musique continuelle; souvent la tête semble comprimée par un poids énorme.

La peau qui recouvre le crâne devient douloureuse; la douleur augmente, surtout quand on touche les cheveux; elle s'étend quelquefois sur les joues; le malade est abattu et absorbé, il a des vomissements fréquents. Lorsque la céphalée complique la migraine à un haut degré, les malades éprouvent de l'assoupissement, les yeux sont sensibles à la lumière et larmoyants, le sommeil est troublé par des rêves affreux, les idées se succèdent avec rapidité et incohérence; ils sont tristes, moroses, recherchent la solitude et l'obscurité. L'ouïe est sensible, tout le corps est fatigué, les membres comme rompus, le pouls fort, les vaisseaux veineux sont très-prononcés, particulièrement au cou; il y a soif, inappétence, fièvre aiguë. Sa marche est très-irrégulière chez un grand nombre et particulièrement chez les femmes irritables, elle est presque continuelle; mais alors les accès sont beaucoup plus modérés; elles sont atteintes presque toujours alors d'un affection catarrhale de la membrane muqueuse des parties génitales qui occasionne un écoulement, connu sous le nom de *flueurs blanches*. Cette dernière affection indique surtout une maladie de la membrane muqueuse utérine ou intestinale.

Lorsque la migraine est simple, et que les accès sont réguliers, ils sont moins intenses; le conduit auditif est

le seul frappé d'un affection chronique. Les personnes irritables, surtout le sexe féminin , en sont fortement acca-
blées. Lorsque la migraine commence à se développer,
il n'y a pas pour ainsi dire d'accès marqués, mais bien un
mal de tête presque continuel. Les douleurs se font ressentir sur un des côtés de la tête, et près du pavillon de
l'oreille ; elles sont suivies de battements, de bourdonnements , et quelquefois d'une espèce de détonation.
A l'approche de ces derniers symptômes, les paroxysmes
commencent à devenir intermittents ; chez les femmes ,
ils se caractérisent plus particulièrement avant les règles,
et l'intermittence a lieu pendant le flux menstruel ; il
arrive aussi très-souvent que l'accès reparaît immédiatement après la cessation de cet écoulement.

Cet intervalle est marqué par une espèce de soulagement qui laisse toutes les facultés et toutes les sensations
libres ; si on examine le conduit auditif dans ce mo-
ment-là , on trouve une surabondance de matière cérumineuse d'une couleur tout à fait opposée à celle de l'état
normal. (*Voyez la 2ᵉ gravure, 3ᵉ et 4ᵉ ronds.*)

Cette remarque, qui m'est propre , rend la nature de
la maladie facile à connaître ; elle éclaire en outre sa thérapeutique. Pour lui opposer un médication sage , réelle
et raisonnée, je suis donc autorisé à penser et à exprimer
hautement que l'on ne pourra m'en contester le mérite , surtout lorsque je donne à l'appui de l'observation
pathologique les résultats heureux , presque toujours
constants, qui en sont la suite, et qu'on n'avait pu encore
obtenir.

On remarque en outre dans la migraine, abandonnée
aux seuls efforts de la nature , que la matière cérumi-

neuse diminue insensiblement avec le temps ; elle devient ensuite pelliculeuse, s'attache aux parois de l'oreille et même sur la membrane du tympan ; alors , sa présence cause quelquefois des symptômes passagers de surdité ; mais ce qu'il y a de particulier dans ces cas, c'est que ces migraniques prétendent avoir l'ouïe extrêmement fine. Si on fait des expériences avec une montre, en la plaçant à une distance assez éloignée de leur oreille, ils en entendent à peine le battement. Bien surpris, ils conviennent effectivement que leur ouïe est affaiblie , et ils demandent comment il se fait qu'ils entendent parfaitement tout ce qui se passe autour d'eux ; ils ajoutent même que quand les corps sonores et vibrants sont trop rapprochés , ils éprouvent une sensation pénible qui provoque presque toujours un peu d'irritation douloureuse et désagréable.

Les auteurs qui ont écrit sur la migraine, ignorant les causes qui la produisent, l'ont confondue avec presque tous les maux de tête ; par exemple Bonnet, Fernel, Spulchret et Rolsentius ont fait mention d'une migraine attribuée à un dépôt d'œufs de mouches dans les sinus du nez. Les chèvres et les moutons, ont-ils dit, sont souvent affectés violemment de cette maladie, qui leur cause une démangeaison aux narines accompagnée de sécrétions muqueuses qui s'écoulent en abondance et sont suivies de vertiges et de douleurs atroces qui font succomber en peu de temps ces animaux ; mais des exemples de cette nature ne se présentent pas dans l'espèce humaine [1]. Les catarrhes aigus ou chroniques de la

[1] Le séjour des œufs des mouches dans les sinus frontaux déposés par ces insectes , ne tardent pas à éclore, en donnant naissance à des

membrane muqueuse nasale produisent une douleur qui est presque toujours permanente, fixée au front, et s'étendant de la racine du nez aux orbites, qui provoque des étourdissements, des éternuments fréquents. Quelquefois, il y a abondance de sécrétions muqueuses, les yeux deviennent alors rouges et toujours larmoyants.

Dans l'état chronique, la membrane pituitaire est presque toujours dans un état de sécheresse, ou il ne s'en écoule qu'une humeur claire ; le malade éprouve de vives impatiences, devient irritable, et insensiblement il peut devenir mélancolique.

L'affection s'étend aussi du nez dans la membrane muqueuse de la trompe d'Eustache, qui n'est que la continuité de la première, et détermine des symptómes de surdité périodique.

Les maux de tête produits par cette affection n'ont aucune espèce de rapport avec la migraine proprement dite.

Comme tant d'autres médecins, j'étais dans l'ignorance complète de la source de la migraine ; seulement, les investigations auxquelles je me suis livré depuis nombre d'années sur l'étude de la surdité, et sur les causes qui amènent cette maladie, m'ont fait conjecturer d'abord, penser ensuite, et enfin établir d'une manière absolue que ces deux maladies étaient de la même famille, et se rattachaient aux mêmes causes.

Je rendrai compte d'une manière impartiale des motifs qui ont fondé mon opinion à cet égard.

___

larves qui rongent graduellement la membrane muqueuse de ces cavités : il en résulte une affection à laquelle ne tardent pas à participer celles du cerveau ; de là viennent les vertiges et une tourmente qui font périr ces animaux, mais on ne l'observe pas dans l'espèce humaine.

Tissot et Morgagni avaient observé que la plupart des migraniques devenaient sourds. Plus que tout autre, j'ai été à même, d'après le grand nombre de surdités que j'ai eu occasion de traiter, de confirmer ce fait, entendant dire à plusieurs personnes affectées de cette maladie, qu'avant le développement de la surdité elles avaient été plusieurs années en proie à de grands maux de téte, ou à des affections migraniques excessivement violentes.

Chez quelques-unes d'entre elles la migraine a disparu en partie à l'époque où la surdité s'est déclarée ; chez d'autres, au contraire, les symptómes de migraine se sont considérablement accrus. Par ce fait même, j'ai eu donc à traiter la surdité compliquée de migraine. J'ai remarqué constamment, dans la pratique de mon traitement, ce mal de téte céder presque toujours ; quand la surdité se montrait opiniâtre !

Une observation de plus de quinze années , confirmée par les faits les plus positifs, m'a donc fait établir que la migraine devait être amenée par une maladie de l'oreille, à laquelle les auteurs n'avaient pas pensé.

Il ne s'agissait donc plus que de rechercher quelle en était la nature.

Ayant une clientèle nombreuse , il m'a été facile de me livrer avec persévérance à de nouvelles recherches sur l'état particulier du conduit auditif externe chez les migraniques.

L'observation la plus attentive a prouvé que, chez plusieurs, la matière cérumineuse était d'une couleur plus foncée que dans l'état normal, abondante, grisâtre, mais toujours un peu gluante, et quelquefois aussi ramassée au fond du conduit, et appliquée fortement sur la membrane du tympan. Chez d'autres, au contraire, ce canal était sec, ou on n'y trouvait qu'un cérumen réduit en une espèce de poussière, ou bien des débris d'épiderme, qui s'enlevaient par écailles de la peau dudit conduit. Les malades qui se trouvaient dans cet état éprouvaient des accès beaucoup plus forts, et étaient atteints de dysécée, tandis que ces accès devenaient bien moindres sur les personnes chez lesquelles on rencontrait du cérumen, quoique de mauvaise nature.

Nous savions déjà que la matière cérumineuse anormale produisait la surdité (voyez l'article *Surdité*); alors nous avons pensé par analogie que son état morbide pouvait également produire la migraine.

Comment se fait-il, objectera-t-on peut-être, que la migraine soit produite chez les uns, et la surdité chez les autres par la même cause?

A cela nous répondrons, qu'avant que la migraine ou la surdité se déclare, le conduit auditif est malade depuis longtemps, et que de cette altération, il résulte que les uns deviennent sourds et les autres migraniques; faits que l'expérience nous a démontrés d'une manière incontestable.

De plus, plusieurs auteurs ont observé avant moi qu'un grand nombre de migraniques finissaient par devenir sourds : mais ils n'avaient pas observé comme moi que lorsque la migraine passait à l'état de surdité, le cérumen anormal, quoique abondant, perdait toute son élasticité et sa partie glutineuse, ce qui m'a fait conclure que cette matière ne pouvait plus diriger les mouvements de la membrane du tympan que dans le cas de migraine simple, que le cérumen n'est pas aussi altéré que dans la surdité, et qu'aussitôt que l'altération devient plus intense, la migraine est suivie incontinent de dysécée.

Ces nouvelles observations prouvent jusqu'à l'évidence que la migraine est le premier symptôme de la surdité.

Ce cérumen ainsi réduit indique bien un état morbide des glandes qui le sécrètent. On est donc autorisé à croire qu'une phlegmasie chronique attaque non-seulement ces glandes, mais encore quelques vaisseaux excréteurs, et toute la membrane qui tapisse l'appareil auditif. On sait que cette cavité est douée d'une grande sensibilité, surtout vers sa partie inférieure, produite par les houppes nerveuses du nerf acoustique, lesquelles s'entrelacent d'un côté avec les nerfs faciaux et du crâne, et de l'autre avec ceux qui vont se disséminer au col, à la poitrine et aux viscères abdominaux, tels que le grand sympathique dont l'estomac reçoit la principale branche.

Le conduit auditif externe est donc non-seulement en rapport avec l'air qui lui fournit les sons, mais encore avec les principaux organes essentiels à la vie.

Or, lorsque la matière cérumineuse qui lui donne un des principaux éléments nécessaires à ses fonctions devient anormale, il ne peut en résulter qu'une aberration plus ou moins forte, laquelle porte la perturbation dans tout le système nerveux qui a rapport avec le nerf de l'oreille : de là douleur plus ou moins intense du crâne, spasme, nausées, vomissements, etc. ; et lorsque le conduit auriculaire est dépourvu de cérumen, les vicissitudes atmosphériques agissent également sur l'organe auditif pour reproduire les mêmes phénomènes.

Il faut admettre cette théorie, parce que les accès de migraine ne peuvent être attribués à une altération de

l'estomac, ni à celles d'autres organes, d'autant plus fondée qu'après les paroxysmes comme avant même, aucune
des fonctions n'est nullement troublée.

La migraine varie pour la marche de ces paroxysmes;
mais on éprouve toujours une intermittence plus ou
moins longue; il est même des migraniques qui ont des
accès tous les quatre à cinq jours, d'autres tous les quinze
jours, d'autres tous les mois, etc.

Il faut supposer qu'ils sont produits par une crise qui
s'opère par l'effet d'un événement quelconque qui agit
sur l'organe de l'audition : toutes choses égales d'ailleurs,
on doit comparer le renouvellement de ces accès, à ceux
des fièvres intermittentes, etc. Quoi qu'il en soit, on ne peut
pas toujours dévoiler les secrets de la nature; heureux
encore de trouver celui de nous débarrasser des maux
qui nous rendent la vie si pénible. Pour ma part, j'insiste
à soutenir que je suis parvenu à guérir le mal de tête
connu sous le nom de migraine, comme il en sera jus-
tifié plus bas, et à établir une théorie, fondée sur des
apparences et des faits concluants.

Une remarque digne de l'observateur, est celle qui
existe constamment dans la différence que présente la
matière cérumineuse dans ces deux maladies (*la surdité
et la migraine*).

Dans la migraine elle est très-abondante aux deux
oreilles, surtout au commencement. Nous avons déjà dit
qu'elle offrait une couleur anormale, se bornant d'abord
à une oreille, mais pour très-peu de temps.

Dans la surdité le contraire a lieu : on observe presque
toujours que le cérumen est altéré dans le conduit auditif de l'oreille sourde, et la bonne oreille conserve sa

matière avec sa perfection pendant un grand nombre d'années, ce qui constitue la surdité d'un seul côté.

Cette remarque est facile à faire lorsque cette affection s'est développée à la suite d'un accident qui n'a laissé aucune lésion apparente.

Il n'est pas rare d'observer la migraine se compliquer avec la céphalée, maladie bien différente et avec laquelle il ne faut pas la confondre. Sauvages a établi pour la distinguer que les douleurs produites par la migraine étaient externes, et celles occasionnées par la céphalée, internes : c'est-à-dire qu'elles affectent dans ce dernier cas l'intérieur du cerveau ou ses membranes.

Causes prédisposantes.— Les causes de ce mal de tête extraordinaire étant restées inconnues à la science, on ne trouve aucun document qui puisse servir de base. Tout est nouveau, tout est à refaire sur cette intéressante matière.

Par cela même il serait difficile en ce moment d'établir d'une manière positive toutes les causes qui peuvent faire naître les premiers rudiments de la migraine. A en juger par l'apparence du conduit auditif, on peut supposer que les rétropulsions des transpirations, surtout celles de la tête vulgairement dénommées fraîcheurs, les rhumatismes des muscles du col et circonvoisins de l'oreille, la répercussion des maladies de la peau, telles que la gale, les dartres, la syphilis mal traitée, les effets des graves maladies des viscères abdominaux, le dérangement de la menstruation, les affections morales, etc., deviennent autant de causes qui agissent sur l'oreille, et par conséquent produisent la migraine. Il faut ajouter que les personnes qui ont la mauvaise habitude de se laver la tête avec de l'eau froide , les femmes accouchées nouvellement, et soumises trop tôt à l'action de l'air, contractent facilement une altération chronique et insensible de l'oreille, qui donne naissance à la migraine ; et les succès que nous obtenons constamment viendront encore prouver qu'il ne faut plus traiter cette maladie comme on l'a fait jusqu'à présent ; mais bien porter le remède là où paraît exister la source du mal ; l'oreille paraissant atteinte, il ne faut s'occuper que d'elle, et des complications si on en découvre.

Traitement. — En médecine, lorsqu'on est arrivé à découvrir la nature et le siége d'une maladie, la thérapeutique se réduit presque toujours à l'objet le plus simple.

Les anciens, qui pensaient que la migraine n'était le plus souvent qu'une affection nerveuse, ont employé divers moyens pour la combattre. Le plus grand nombre, dégoûtés par le peu de succès qu'ils obtenaient dans leurs médications, ont cru prudent de l'abandonner aux seuls effets de la nature ; d'autres, au contraire, ont pensé pouvoir la combattre en prescrivant des remèdes perturbateurs, et n'ont pas même craint l'abus des drastiques, ou purgatifs violents, des vésicatoires, des sétons, des cautères, des sternutatoires, des lavements anodins. Sauvages ordonnait la diète, les boissons tempérantes faites avec des pierres d'écrevisses, de nacre de perles, édulcorées avec le sirop des violettes, ainsi que les moyens susénoncés. Ambroise Paré a proposé la section de l'artère temporale, et enfin autres moyens que l'ancienne médecine avait l'habitude de prodiguer dans toutes les affections quelconques.

Les modernes, restés aussi ignorants, fort embarrassés ont prescrit les bains, les pédiluves sinapisés, les potions calmantes. Prévenus aussi sur la déclaration de plusieurs femmes du monde, disant ou même pensant être migraniques, ils se sont bornés à ordonner de l'eau tiède sucrée avec quelques gouttes de laudanum ou d'éther sulfurique ; ignorant la cause et le siége de cette maladie, il n'est pas étonnant qu'on ne soit presque jamais parvenu à la guérir.

Nous nous bornons à faire mention, pour ce qui nous est particulier, du mode de traitement que nous employons avec le plus grand succès.

Lorsque la migraine n'est pas compliquée de céphalée, ce traitement se réduit ordinairement à un simple pansement de l'oreille avec de l'huile acoustique que je prescris à cet effet, parce que celle vendue sans ordonnances, par de certains pharmaciens, et autres faiseurs, en altère la délicatesse ou reste sans effet [1] ; on le pratique le soir avant de se coucher, soit à l'époque de l'accès ou même pendant l'intermittence, et on suit ce pansement pendant un temps plus ou moins long. Mais lorsque les oreilles sont sèches, il est essentiel de garnir la tête, surtout la nuit, d'un bonnet de taffetas gommé, et qu'elle soit convenablement couverte. Ce moyen favorise une transpiration permanente, qui ne manque pas de dégager les glandes cérumineuses, et, par conséquent, les favorise dans la reprise de leurs anciennes fonctions; on peut ajouter des fumigations aromatiques, dirigées deux ou trois fois par semaine au conduit auditif pendant environ vingt minutes, lesquelles produisent de bons effets. On les pré-

[1] Aussi j'affirme n'avoir jamais eu aucune relation avec la Pharmacie ouverte depuis quelque temps rue Jacob, n° 6. Le propriétaire de cet établissement n'ayant pas mis devant sa porte son nom, pour éviter toute confusion, je prie mes clients de ne pas me confondre avec lui.

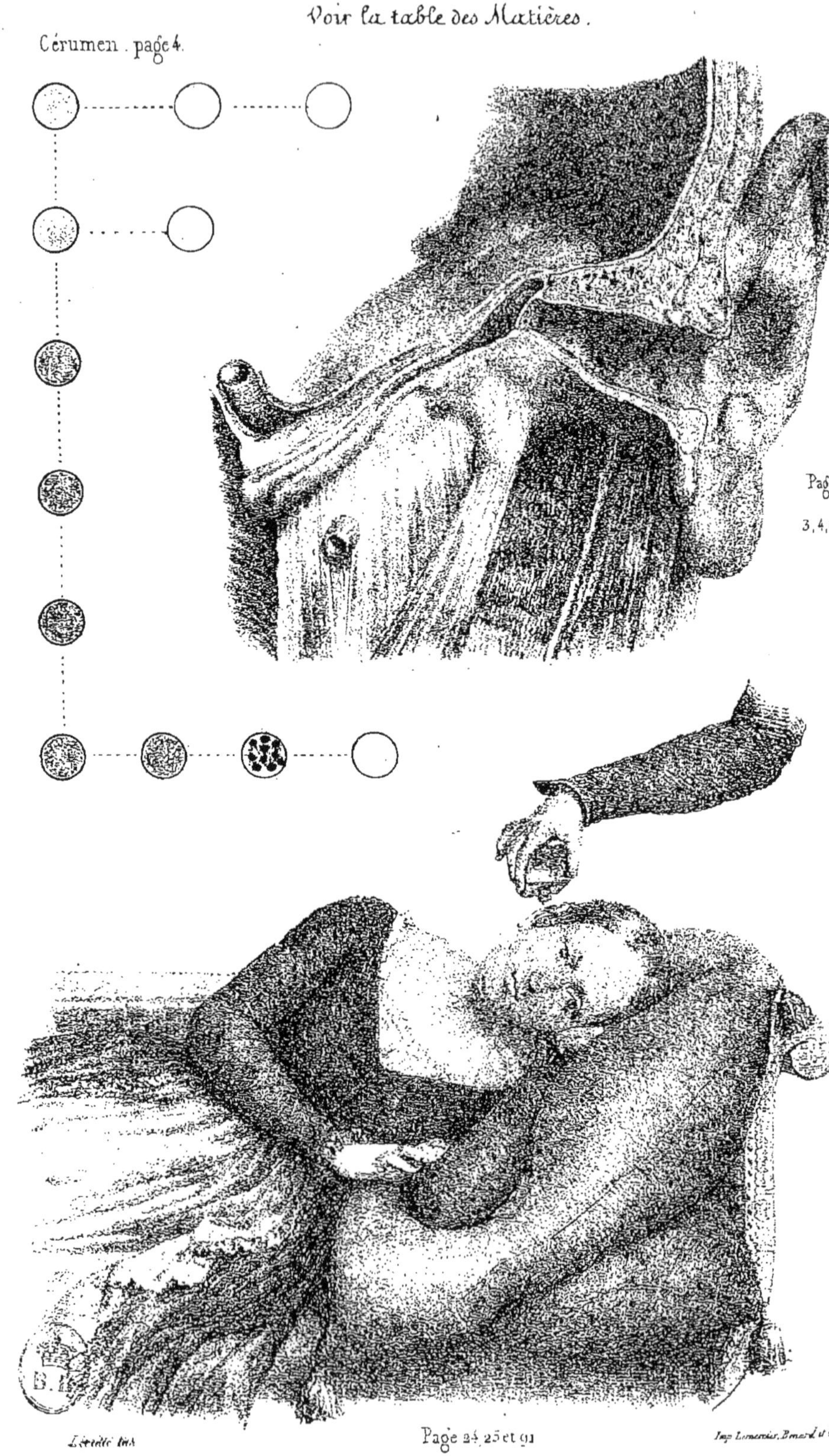

Voir la table des Matières.
Cérumen . page 4.
Page
3 , 4, &
Page 24, 25 et 91
Lécerc lith
Imp Lemercier, Bernard et C.

pare et on les pratique comme il suit : 1° prendre feuilles de menthe poivrée, deux pincées; feuilles d'arnica, aussi deux pincées; faire bouillir dans une cafetière pendant dix à douze minutes, avec environ un litre et demi d'eau; placer ce vase ensuite sur une table ou sur tout autre endroit commode, pour conduire après la vapeur à l'oreille; on y parvient avec aisance, lorsque tout est ainsi disposé, en recueillant la vapeur qui s'échappe, au moyen d'un entonnoir pourvu d'une longue queue, sa base appliquée sur l'ouverture de la cafetière; la vapeur se concentre et vient passer par son petit bout; on approche alors la tête, tout en la penchant vis-à-vis et proche du bout en question, d'où s'échappe la vapeur; ainsi soumis au bain fumigatoire, on éloigne, on rapproche sa tête pour ne pas la prendre trop chaude ou trop froide. On peut également faire confectionner une cafetière propre à cette usage, surmontée d'une espèce de chapiteau à longue tubulure, et recourbée au sommet en forme de bec; ce chapiteau serait enlevé à volonté.

MANIÈRE DE FAIRE LES PANSEMENTS.

1° On introduira dans le conduit auriculaire, du côté où la douleur migranique paraît le plus se faire sentir, dix à douze gouttes d'huile acoustique (étant couché obliquement); on se retournera après pour se coucher sur l'oreille opposée, afin que l'huile reste au fond du conduit; boucher tout de suite après l'orifice auditif avec un petit tampon de coton sec; se tenir dans cette position pendant une partie de la nuit, pour que l'huile reste toujours au fond dudit conduit. 2° Le lendemain, ou douze heures après le pansement, faire dans cette cavité douze à quinze légères injections, à l'aide d'une petite seringue avec de l'eau tiède. Il est des personnes irritables qui ne supportent pas les injections. Celles qui se trouveront dans ce cas les remplaceront par le lavage suivant : étant couché comme pour le pansement, remplir l'oreille d'eau tiède plusieurs fois de suite, et, à plusieurs reprises, y promener de haut en bas un petit pinceau en cheveux, en ayant le soin de le faire aller jusqu'au fond ; par ce moyen, on remplacera parfaitement les injections. 3° Essuyer de suite après ce conduit avec un linge fin ou bien avec un peu de coton sec ; mettre après un autre petit tampon à l'orifice, et attendre jusqu'au soir sans rien faire à l'oreille, pour recommencer, en se couchant, le pansement comme la veille. Continuer pendant huit jours de suite les pansements à la même heure ; après cette époque, traiter l'autre oreille de la même manière, aussi pendant huit jours ; alterner ensuite de l'une à l'autre les pansements de huit en huit jours, et continuer ainsi le traitement pendant quelques mois.

Lorsque la migraine n'est point compliquée de céphalée, quelle que soit son ancienneté et son intensité, nous l'avons vue presque toujours céder à ce moyen, même dans les cas de complication de surdité. Cette dernière affection résistait, et la migraine disparaissait tout à fait par l'effet du traitement.

Quand la migraine est compliquée de céphalée, et que les symptômes se rapportent aux affections des viscères abdominaux ou à un désordre organique quelconque, le traitement acoustique sera toujours pratiqué avec persévérance, et l'affection abdominale ou le désordre organique que l'on aura remarqué seront combattus par les moyens qui leur sont propres.

Si la migraine, comme il arrive fréquemment, paraît être le résultat d'une transpiration supprimée, on couvrira la tête d'un petit bonnet ouaté, placé immédiatement sur les cheveux ; en second lieu on ajoutera un bonnet de taffetas gommé par dessus, et on enveloppera tout cet appareil d'un bonnet ordinaire, etc., convenable à augmenter le degré de chaleur. Par ce moyen on provoquera une transpiration permanente, d'un grand secours dans le traitement que l'on suit.

Dans l'hiver on conservera ces bonnets nuit et jour.

EXEMPLE DE GUÉRISON.

Mlle Revilly, de l'Opéra-Comique, éprouvait depuis son enfance une migraine des plus rebelles ; les accès se renouvelaient tous les 20 jours, duraient 14 à 15 heures, et se terminaient par le vomissement et par un sommeil profond. Ayant lu mon ouvrage avec soin, elle fit usage d'huile acoustique pendant quelques mois ; à sa grande satisfaction, les accès de la migraine ont disparu, au point qu'elle n'éprouve aujourd'hui aucun symptôme de cette maladie.

AUTRES EXEMPLES.

Mme Gouen, dont le mari négociant, rue Montholon, n° 20, était atteinte de migraine depuis plus de 15 ans ; les accès étaient terribles : l'usage de l'huile acoustique l'a guérie complétement en ramenant ses oreilles à l'état normal, lesquelles rendaient à peine du cérumen d'une mauvaise nature grisâtre, non gluant, etc.

Mme Lelouis (le mari employé à la cour), rue de Sèvres, n° 38, âgée de quarante-cinq ans, atteinte d'une affection migranique depuis trente et un ans, dont les accès se renouvelaient périodiquement tous les mois, un ou deux jours avant l'apparition de ses règles, et déterminaient des vomissements et des spasmes qui duraient près de vingt-quatre heures, me fut adressée.

Soumise au même traitement pendant au moins sept à huit mois, elle a été également guérie au bout de ce temps.

Néanmoins, je dois dire qu'elle éprouve encore des maux de tête fréquents, mais il n'y a pas de période marquée, et les spasmes ainsi que les vomissements sont entièrement disparus.

Arrivée à l'âge où les femmes sont tourmentées par l'époque du retour, il n'est pas étonnant qu'elle éprouve ces maux de tête, qui n'ont plus, suivant nous, aucun rapport avec la migraine.

Autre. M. Matras, propriétaire à Bussy-lez-Pierres (Aisne), âgé d'environ cinquante ans, commença à éprouver, il y a trente ans, les premiers symptômes de la migraine. Les accès augmentèrent graduellement, au point de devenir insupportables; les vomissements ne tardèrent pas à se déclarer, comme il arrive dans les migraines bien caractérisées. Aucune de ses fonctions ne fut troublée par cette affection. Il employa tous les moyens qui lui furent prescrits par les plus habiles médecins pour se guérir, sans jamais éprouver aucune espèce de soulagement. Nous ferons remarquer, qu'il

était soumis à des accès périodiques, qui se renouvelaient tous les quinze jours. Ils duraient vingt-quatre
heures.

Ce malade vint me consulter.

Après m'être rendu un compte exact de sa position,
il me fut facile de reconnaître que sa migraine provenait
d'une otite chronique de l'appareil auditif externe. La
matière cérumineuse était un peu fluide, abondante, et
élastique, d'une couleur grisâtre.

Soumis à mon traitement par l'huile acoustique simple, qu'il employa régulièrement pendant six mois,
comme je l'indique dans ma prescription (voyez page 28),
il fut parfaitement guéri et vint m'anoncer lui-même son
rétablissement quelque temps après. Il le fit même annoncer dans les journaux de son département.

Depuis cette époque, M. Matras n'a plus éprouvé aucun symptôme de migraine.

Autre. Mme Thibaut, marchande grainetière, rue de
Sèvres, n° 72, à Vaugirard, âgée de quarante et un
ans, d'une *forte constitution,* replète, mais ayant la peau
fine et délicate, éprouvait régulièrement, depuis l'âge
de dix-huit ans, des accès de migraine. *Mariée très-jeune,*
elle eut deux enfants qui ne dérangèrent nullement
ces accès *de leurs périodes.* Ils étaient toujours extrêmement violents, précédés de vomissements, de frissons,
d'harmonica aux oreilles, d'élancements aux orbites et
au front, comme si on l'avait lacérée avec un instrument
pointu. Cet hiver dernier, les paroxysmes paraissaient
devenir plus forts ; elle éprouva en même temps une
douleur sous-orbitaire continuelle. Elle vint me consulter au mois de mai suivant, et me fit connaître sa position

Le mal de tête sous-orbitaire me parut être l'effet d'un dérangement menstruel ; l'examen du conduit auditif me fit découvrir l'absence presque totale du cérumen; la petite quantité qu'on en apercevait était fortement appliquée contre les parois du conduit auditif ; sa couleur était d'un jaune extrêmement foncé, et lorsque je cherchais à l'enlever, il survenait une petite douleur qui se faisait sentir jusqu'aux sinus frontaux. Je parvins cependant à en extraire une petite quantité qui ressemblait assez à un petit morceau de pâte de jujube, jouissant de la même élasticité et de la même ténacité. J'approchai ma montre à quatre pieds environ de ses oreilles, elle ne l'entendait que faiblement, à six elle ne l'entendait plus. Je lui prescrivis des sangsues pour combattre la céphalalgie et des bains souvent répétés, et pour la migraine l'huile accoustique. Quatre mois de traitement ont suffi pour la débarrasser complétement de la migraine ; elle éprouve seulement encore, à l'approche de ses règles, un peu de mal au-devant du front, mais de très-courte durée; elle met un peu d'huile acoustique à cette époque, dans ses oreilles qui fait dissiper aussitôt ses douleurs.

J'aurais pu citer un nombre considérable de guérisons de migraines simples opérées par le traitement sus-énoncé ; mais comme je ne veux pas faire un grand volume, je me borne à citer ces cas assez intéressants par leur intensité et leur ancienneté, pour démontrer que cette affection moins forte et moins ancienne est combattue avec plus de facilité encore par le même traitement, comme nous en avons la preuve tous les jours.

Je vais présentement m'occuper d'exemples de cette maladie, compliquée tantôt de surdité, tantôt de céphalée, dont le traitement est aussi presque constamment couronné de succès.

« MONSIEUR,

« Je reconnais maintenant l'efficacité de l'huile acoustique que vous m'avez conseillée, je ne ressens plus de migraine, jai besoin encore de vos conseils pour.....

« Signé femme BOCQUET. »

Février r844.

Aux Beaux, par Aubigny (Cher).

« MONSIEUR LE DOCTEUR,

« Désirant ardémment guérir les douleurs de tête que j'avais depuis longues années, je me suis procuré d'abord votre brochure ; je l'ai lue avec attention, et je me suis convaincue que votre traitement pourrait adoucir mes souffrances. J'ai commencé votre traitement avec votre huile acoustique le 20 janvier, j'ai suivi exactement l'instruction ; j'éprouve déjà une amélioration très-sensible, et je viens vous demander par écrit, puisque je ne puis me déplacer en ce moment, si je dois continuer. Je dois vous avouer, Monsieur, que mon mari est médecin, et ancien chirurgien major de la grande armée, homme instruit et très-prudent. Il m'avait conduite lui-même chez plusieurs professeurs de l'École de Médecine de Paris, parce que les moyens simples qu'il avait employés n'avaient produit aucun résultat satisfaisant. J'ai, à vous dire vrai, suivi fort mal leur ordonnance, n'ayant pas grande foi à leurs remèdes, et mon mari, s'opposant à tout ce qui pourrait altérer mon estomac, qui, du reste, est très-bon.

« J'avais retiré quelque bon effet des bains de siége, c'est-à-dire qu'ils me donnaient un peu de calme ; mais l'huile acoustique a fait beaucoup plus : les douleurs sont maintenant moindres, et les accès moins fréquents ; je n'ai eu depuis le 20 janvier que deux accès un peu forts, et avant cette époque j'en avais jusqu'à trois par mois. Les douleurs étaient atroces, l'accès durait cinq à six heures, et le mal de tête ordinaire continuait pendant trente-six heures ; cet état était insupportable.

« J'avais aussi souvent des douleurs aux oreilles, tellement fortes qu'elles m'arrachaient des cris perçants ; elles n'existent plus.

« Une observation que je dois vous faire, c'est que je n'ai traité depuis le commencement que l'oreille gauche, qui était le côté où se portait la douleur ; pensez-vous qu'il soit utile de continuer ?

« Je désire connaître votre avis.

« Recevez, monsieur le docteur, mes salutations.

« Signé Aline, femme MARTIN. »

Crécy (Seine-et-Marne), le...

MIGRAINE COMPLIQUÉE DE SURDITÉ.

M. le chevalier Leblanc, demeurant chez M. Turquand-Courbe, à Poitiers, affecté, depuis plusieurs années, d'une migraine compliquée d'une surdité très-intense, vint me consulter le 8 septembre 1838, me déclarant qu'il souffrait considérablement et éprouvait des élancements terribles dans ses accès ; que la maladie avait, jusqu'à ce moment, résisté à plusieurs traitements qu'il avait essayés.

Mon attention se borna sur l'organe auditif; l'aspect de la matière cérumineuse me fit bientôt reconnaître une affection glandulaire, elle s'était même portée jusqu'aux glandes labiales que je reconnus être légèrement engorgées.

Je lui prescrivis un traitement circonstancié, en attaquant le système glandulaire par des frictions faites tous les jours au col, avec la pommade ainsi préparée :

Hydriodate de potasse . . . . . 3 grammes.
Axonge. . . . . 32 grammes.

divisez en quinze parties, chacune d'elles employée pour une friction, qui avait lieu le soir avant de se coucher, tous les deux jours répétées.

Le lendemain après la friction :

Lotion avec de l'eau de savon tiède sur la partie frictionnée, afin de nettoyer la peau et de faciliter l'absorption.

Le conduit auditif fut aussi soumis au traitement par l'huile acoustique, et des injections pratiquées avec le chlorure de chaux.

Le 18 avril 1839, M. Leblanc m'adressa la lettre suivante :

« MONSIEUR LE DOCTEUR,

« Le 8 septembre dernier, je suis venu vous consul-
« ter à Paris. Voici le résultat de votre prescription
« depuis cette époque : j'en ai toujours fait usage à peu
« près sans succès pour ce qui a rapport à la surdité,
« puisque l'ouïe est restée dans le même état; mais les
« douleurs et les élancements que j'avais dans la tête et
« qui étaient terribles, se sont entièrement dissipés. Je

« dois cependant vous faire observer que le cérumen est
« revenu en petite quantité ; il est de couleur jaune
« clair et très-humide ; j'ai très-souvent la gorge en-
« combrée d'une humeur grisâtre très-épaisse, que j'ai
« une peine infinie à détacher, et qui me donne des
« maux de cœur qui m'occasionnent des maux de tête,
« par suite des efforts que je fais en vomissant. Je désire
« connaître votre avis pour me débarrasser de cette hu-
« meur. Je vous prie aussi de me dire si je dois conti-
« nuer l'usage du premier traitement, etc.

« Signé Chevalier LEBLANC. »

OBSERVATIONS.

D'après ces renseignements donnés par le malade,
n'est-on pas fondé à penser que les maux de tête et les
bourdonnements continus des oreilles prenaient leur
source positivement dans le conduit auditif externe ? Il
me semble que dans les divers traitements qu'on lui a
fait subir, les médecins ont fait erreur. La preuve de ce
que j'avance existe dans la déclaration qu'il a faite, et
qui annonce un commencement de rétablissement de la
matière cérumineuse, et la disparition totale des maux
de tête dont il était affecté. Il annonce, en outre, la présence d'une humeur grisâtre qu'il a de la peine à détacher de la gorge le matin, et qui lui occasionne des maux
d'estomac suivis quelquefois de vomissements et de
maux de tête qui ne doivent pas être confondus avec la
migraine dont il était primitivement affecté.

Cette matière est produite nécessairement par l'état
pathologique de la gorge ou du pourtour de la trompe
d'Eustache, et peut-être de la trompe elle-même.

Cooper et Swediaur citent des exemples de surdités de cette nature. J'ai répondu à la lettre de M. le chevalier Leblanc, et ai ajouté au premier traitement d'autres moyens thérapeutiques, afin de combattre cette dernière affection; pensant qu'il pouvait espérer une nouvelle amélioration dans son état de maladie, et établissant mon opinion sur le renouvellement de la matière cérumineuse qu'on remarquait dans le conduit auditif externe, et dont l'aspect indiquait un cérumen de bonne nature.

Depuis cette époque, j'ai perdu le malade de vue.

Mme veuve V. Chartier, née Bishop, rentière à la Ferté-sous-Jouarre (Seine-et-Marne), éprouvait depuis plusieurs années une migraine des plus caractérisées; elle détermina, il y a huit ans, chez elle, une grave surdité des deux oreilles, accompagnée de bourdonnements continus. Comme bien d'autres, elle mit en usage plusieurs traitements qui ne produisirent aucun soulagement.

Ayant entendu parler de ma méthode, elle voulut aussi en essayer.

Voici quel en fut le résultat.

Elle me l'écrivit au mois de mars 1839, en ces termes :

« MONSIEUR LE DOCTEUR,

« Comment vous exprimer toute ma reconnaissance! vous m'avez rendu l'ouïe, le sens le plus précieux après la vue. J'étais sourde depuis huit ans; de plus, j'éprouvais dans ma tête les douleurs les plus atroces et des bourdonnements continuels. J'ai lu votre brochure, qui m'a paru être le fruit de longues études et d'un vaste

travail. Je me suis décidée à faire usage de l'huile acoustique, que vous prescrivez en pareil cas, et je puis affir-
mer avec certitude avoir été guérie. Cette cure est vraiment miraculeuse, et je voudrais pouvoir le dire à tous
les malheureux affligés de la même iufirmité. C'est dans
de pareilles occasions que l'on peut regretter de ne pas
occuper le premier rang, afin de reconnaître dignement
un pareil bienfait.

« Je ne puis, monsieur le docteur, dans mon humble
fortune, que vous honorer, vous bénir, vous aimer.

« Recevez, etc.
« Signé, Vᵉ CARTIER, né BISHOP. »

2° M. Laporte, rue Pérignon, près l'abattoir de Gre-
nelle, éprouvait depuis vingt ans un mal de tête d'un
seul côté, qui le rendait sourd de temps en temps; on
avait besoin de le saigner souvent pour lui procurer un
peu de soulagement. Le mois de mars 1835, cette migraine le priva presque entièrement de l'ouïe; il vint me
consulter. Je lui prescrivis l'usage de l'huile acoustique :
au bout de quatre mois de traitement il fut complétement
guéri de la surdité et de la migraine.

3° M. Pourchet, lieutenant au 1ᵉʳ régiment de carabiniers, en garnison à Versailles, vient me trouver au
mois d'octobre 1832. Depuis dix ans il éprouvait une
migraine cruelle qui l'avait rendu sourd des deux
oreilles. Il avait consulté avant moi tous les médecins
les plus célèbres de la capitale, sans pouvoir obtenir de
soulagement. Après avoir examiné ses oreilles, je lui fis
observer que sa migraine était l'effet d'une otite chronique et qu'elle était susceptible de guérison, ou du

moins qu'il pourrait obtenir une grande amélioration à sa position ; en effet, voici la lettre qu'il m'écrivit :

« MONSIEUR LE DOCTEUR,

« Je dois vous rendre compte du résultat que j'ai déjà obtenu de l'huile acoustique que vous m'avez ordonnée ; la douleur de tête est tout à fait passée, résultat que je n'avais jamais obtenu des divers traitements que j'avais essayés ; l'ouïe aussi s'améliore journellement ; le soulagement que j'ai obtenu me donne l'espoir d'une parfaite guérison prochaine ; enfin, je suis content. Je vous demande pardon de vous entretenir de ces petits détails ; mais, je le répète, je suis trop satisfait pour les passer sous silence ; vous vous rappellerez sans doute cet officier de carabiniers qui a eu le bonheur de se présenter le 15 octobre dernier à votre consultation.

« J'ai l'honneur, etc.,

« Signé POURCHET »

4° M. Olivier, employé à la préfecture de la Seine, âgé de quarante-cinq ans, d'un tempérament assez robuste, éprouvait, depuis environ douze ans, une migraine périodique, dont les accès se présentaient tous les quinze jours régulièrement ; il avait déjà employé divers moyens, sans pouvoir s'en débarrasser. Un jour, étant à la croisée en présence d'un air assez froid, il prit un coup d'air qui le rendit sourd, mais presque complétement, de l'oreille droite. Dès lors les accès de la migraine augmentèrent sensiblement, et il lui semblait que sa tête était prise et serrée entre un étau ; il éprouvait en même temps des élancements dans le fond de l'oreille, qui correspon-

daient sur le devant du front ; les paroxysmes, au lieu
de durer douze à quinze heures, comme auparavant,
continuaient pendant deux à trois jours ; cet état pénible
dura au moins six mois. Au milieu de son désespoir, il
vint me trouver ; je lui prescrivis l'emploi de l'huile
acoustique ; au bout de quatre mois de traitement, qu'il
fit très-régulièrement, il fut radicalement guéri, non-seulement de la surdité, mais encore de la migraine. Il est
bon d'observer que ses oreilles étaient sèches, à peine y
trouva-t-on quelques fragments de cérumen ; aujourd'hui
la sécrétion s'est rétablie, et tous les symptômes primitifs
dissipés.

5° M. le général Dutry, restant à Passy, ayant fait,
avec l'Empereur, la campagne d'Égypte, comme beaucoup d'autres y gagna la peste avec migraine et surdité,
se rétablit avec beaucoup de peine, mais enfin son physique fut assez fort pour résister, au moins deux ans, à
l'action du climat ; de retour en France, il fut continuellement en proie à une hémicrânie presque continuelle,
jouissant du reste d'une assez bonne santé. Quatre ans
se passèrent dans cet état ; il fit ensuite un voyage en
Suisse, son pays natal, et y contracta une surdité presque
complète. De retour à Paris, il fut consulter plusieurs
médecins ; leurs prescriptions n'apportèrent aucune
amélioration à sa position ; au contraire, elle empira.
Pour comble de malheur, il fut aussi pris par la goutte,
qui le força de garder sa chambre pendant quinze jours,
sans pouvoir sortir. Perclus de tous ses membres, en
mars 1831, il me fit prier de me rendre près de lui,
désirant connaître mon avis sur sa cruelle position. Je le
trouvai devant sa porte, assis dans un fauteuil, armé,

d'une part, d'une béquille, et de l'autre d'un grand cornet de fer-blanc. J'examinai avec beaucoup de soin ses
oreilles, elles étaient très-sèches ; il fallait élever fortement la voix pour se faire entendre au moyen de son
cornet. Il ne désirait pas tant guérir de sa surdité, qu'il
regardait comme incurable, mais au moins de la douleur
de tête qui se renouvelait tous les quinze ou vingt jours,
et encore avec beaucoup plus de force au moment des
accès de goutte. Au premier abord, sa maladie me parut entièrement incurable, et surtout d'après son âge
(soixante-dix-huit ans). Je le soumis à l'usage de l'huile
acoustique et à celle de fumigations dirigées aux oreilles,
faites tous les deux jours avec la décoction de menthe
poivrée et d'arnica montana, que l'on faisait bouillir,
une demi-once de chaque, dans un litre d'eau, pendant sept ou huit minutes ; après l'ébullition, on plaçait
ce vase sur une table et on conduisait la vapeur à l'oreille
avec le bout d'un entonnoir en verre ; on ne le laissait
pas toucher à l'oreille : par ce moyen, il y avait de l'air
pour pousser la vapeur. Il continua ce traitement pendant cinq ou six mois ; à mon grand étonnement et à
celui de tous ses amis, il fut guéri de la migraine, et
presque entièrement de la surdité, mais non de la
goutte.

3ᵉ *Observation :* M. Vivien, restant rue de Sèvres,
nº 161, âgé d'environ trente-quatre à trente-cinq ans,
ayant éprouvé plusieurs sueurs rentrées, particulièrement à la tête, fut sujet ensuite à une hémicrânie presque continuelle ; l'hiver dernier ces symptômes furent si
violents, qu'ils firent déclarer une surdité des deux
oreilles. Vers le mois d'avril, il vint réclamer mes soins.

J'examinai attentivement ses oreilles, elles étaient dans l'état suivant : matière cérumineuse d'un gris foncé et en petite quantité : pressée entre les doigts, el'e se divisait facilement en forme de poussière ; le conduit auditif sensible, surtout vers la membrane du tympan. Sur mon avis, il se traita avec de l'huile acoustique ; au bout de quelques mois, la guérison fut parfaite ; depuis cette époque M. Vivien n'a plus ressenti le moindre symptôme ni de surdité ni de migraine.

4° *Observation* : M. Azaïs, inspecteur de police à Vaugirard, âgé d'environ quarante-quatre ans, d'un tempérament nerveux, sanguin, de taille moyenne, robuste, éprouvait, depuis plusieurs années, une hémicrânie presque continuelle, surtout vers la tempe droite, s'étendant à l'orbite en montant vers le sourcil. L'automne dernier, il fut pris tout à coup d'une surdité de l'oreille droite, qui disparut au commencement du mois de décembre, pour reparaître de nouveau en février ; elle augmenta de jour en jour, et au mois d'avril elle était presque complète. Il vint me consulter ; l'examen de ses oreilles me fit découvrir une matière noire, fortement appliquée sur les parois du conduit auditif ; pressée entre les doigts, elle formait des granulations ; elle avait perdu en outre toute sa consistance normale. Je luis prescrivis simplement l'huile acoustique ; au bout de quelque temps de son emploi, l'hémicrânie et la surdité disparurent, et, depuis cette époque, la tête et l'oreille n'ont plus éprouvé la moindre récidive.

5° *Observation* : Madame Montferrier, bijoutière, rue du Bac, n° 136, était attaquée depuis plusieurs années d'une hémicrânie qui la rendit sourde. Elle consulta plusieurs médecins sans pouvoir retirer le moindre soulagement de leurs prescriptions. En 1834, elle vint me consulter ; j'examinai ses oreilles, il y avait absence totale du cérumen, aussi y éprouvait-elle une démangeaison presque continuelle ; on y trouvait surtout quelques atomes d'une espèce de poussière, qui n'était autre chose qu'une exsudation de cérumen altéré. J'en conclus que les glandes cérumineuses étaient le siége d'une affection chronique, provenant d'une rétropulsion de transpiration. Je lui fis plusieurs questions sur ce sujet, mais elle ne put me fixer sur la cause principale. Comme sa position me paraissait fort grave, je ne me contentai pas de lui prescrire l'huile acoustique seule, j'attaquai le système glandulaire par deux autres moyens : 1° pansement du conduit auditif avec l'huile acoustique ; 2° injection tous les matins avec une solution de chlorure de chaux ; 3° des frictions derrière les oreilles avec une pommade iodurée, en les étendant sur la moitié du cou. Je ne traitai jamais qu'une oreille à la fois et le cou du même côté. Le chlorure était ainsi préparé : chlorure de chaux, 64 grammes ; eau bien claire, un litre ; solution filtrée et gardée dans une bouteille bouchée pour l'usage ; comme elle était à ce degré trop forte, je la faisais couper chaque fois avec moitié eau tiède. Et la pommade se composait d'axonge, 64 grammes ; hydriodate de potasse, 2 grammes ; mêler et diviser en vingt parties, une par friction. Cette friction avait lieu le soir avant le pansement de l'oreille, et j'avais recommandé à la malade d'avoir le soin de laver le cou le lendemain matin avec de l'eau de savon ; ce lavage avait pour but d'empêcher de salir le linge et de dégager en même temps le système absorbant, pour que l'absorption pût toujours s'opérer sans inconvénient. Au bout de quelques mois, Mme Montferrier a été rétablie, et depuis cette époque elle n'a plus éprouvé la moindre atteinte de cette maladie.

Ici on me permettra de taire le nom, la complication étant, par sa nature, à ne pas le faire connaître. 6° Mme la baronne P.., âgée de vingt-trois ans, mariée à dix-sept ans, jolie et belle personne, trompée par son mari, contracta une maladie vénérienne; ayant commencé à s'en apercevoir un mois après son mariage, elle devint enceinte dans cet état, et fut traitée par la méthode végétale, qui parut produire chez elle un effet curatif; mais, après ses couches, la maladie reparut avec intensité; elle se confia à un habile médecin de la capitale, qui lui fit subir un traitement mercuriel. La malade guérit, mais il lui resta une hémicrânie, dont les accès se faisaient sentir trois à quatre jours avant ses règles. Elle éprouvait chaque fois des vomissements, des élancements aux tempes, qui ne lui laissaient presque pas de repos. Cet état durait pendant deux ou trois jours, l'oreille gauche devenait sourde chaque fois, mais la surdité disparaissait avec l'accès; elle vint me consulter au mois de novembre 1835, et me confia fidèlement tout ce qu'elle avait ressenti avant sa migraine. J'examinai ses oreilles : la droite n'offrait rien de particulier; la gauche, au contraire, était sèche; le peu de matière qu'on y apercevait était fortement prise aux parois du conduit; lorsqu'on essayait de l'enlever, le sang coulait aussitôt et la douleur provoquait un petit accès de migraine, qui se faisait sentir pendant plusieurs heures. Je lui prescrivis ce même traitement acoustique, et, comme elle était constamment constipée, je l'engageai à prendre un peu d'exercice à la campagne, un léger laxatif tous les cinq jours, deux bains par semaine, et, pour nourriture, des viandes blanches et du laitage qu'elle digérait bien. Elle suivit exactement cette prescription et fut rester quatre mois à Versailles, allant se promener régulièrement tous les jours ; souvent aussi elle se livrait à l'équitation. Au bout de quatre mois de traitement, madame la baronne fut parfaitement guérie, et depuis cette époque la migraine n'a plus reparu.

EXEMPLE.

MIGRAINE COMPLIQUÉE DE CÉPHALÉE.

Je me trouve dans la nécessité de taire encore les noms. Les complications de la maladie m'imposent ce devoir: Mademoiselle D..., fille d'un riche négociant de Saint-Quentin, âgée de dix-huit ans, d'un tempérament très-irritable, fut atteinte, à l'âge de douze ans, d'une migraine périodique, dont les accès venaient régulièrement tous les mois. On espérait que *la menstruation* la guérirait ; à quinze ans elle fut réglée, mais les règles ne parurent jamais bien régulièrement. Loin de voir disparaître la migraine, elle fut au contraire atteinte d'un violent mal de tête continuel que quelques hémorragies nasales soulageaient seulement un peu de temps à autre. A chaque changement de lune elle éprouvait des crises terribles, qui duraient vingt-quatre heures. La douleur se dirigeait, d'une part, de dehors en dedans des orbites et du côté du front, et semblait s'établir au centre du cerveau. Elle éprouvait en même temps des battements considérables dans l'intérieur du crâne, de temps en temps *une pression considérable* sur le sommet de la tête, et après ce phénomène elle avait des espèces de détonations dans les oreilles, ses yeux ne pouvaient pas supporter le contact de la lumière pendant la durée des paroxysmes; elle était continuellement assoupie, et se réveillait quelquefois en sursaut au milieu de rêves affreux; *l'accès* se terminait ordinairement le matin par une transpiration abondante, accompagnée de vomissements. Cette jeune personne fut amenée à ma consultation, en novembre 1832; après m'avoir fait la narration de sa position, j'examinai attentivement ses oreilles, elles étaient dans l'état suivant : le cérumen desséché, appliqué fortement sous forme d'écailles contre les parois du conduit auditif. Je lui fis observer qu'elle devait être un peu sourde; elle m'assura que non, au contraire elle entendait parfois trop bien, puisque les sons forts lui occasionnaient un peu d'irritation et de l'impatience; je pris une montre et l'approchai de l'oreille droite, à la distance de deux pieds; elle l'entendait, mais faiblement; à quatre pieds elle ne l'entendait plus. L'expérience à l'oreille opposée donna le même résultat; mais je la rassurai en lui donnant l'espoir de la guérir. Sa maman présente n'y comptait pas beaucoup, parce que déjà elle avait été entre les mains des plus habiles médecins de la capitale, qui n'avaient pu obtenir le moindre amendement.

Le traitement fut le suivant : 1° tous les mois, et régulièrement après l'accès, ou après l'écoulement menstruel, application de vingt sangsues, dont cinq à chaque aine, et cinq à chaque cuisse et à la partie interne, le plus haut possible, en provoquant la saignée des piqûres par l'application des cataplasmes de farine de lin, et à nu ; 2° les matins à jeun, et tous les soirs avant de se coucher, prendre, dans une cuillerée de confiture de groseille, un mélange de dix grains d'oxyde rouge de fer avec quatre grains de sous-carbonate de magnésie; boire par-dessus un verre d'eau de chiendent, *un instant après;* 3° pansement aux oreilles avec de l'huile acoustique. Ce traitement fut continué pendant six mois régulièrement; au bout de ce temps, la jeune personne fut bien réglée, et guérie radicalement. Depuis cette époque, elle est devenue forte, et jouit d'une santé parfaite, *sans jamais éprouver aucune espèce de mal de tête.*

Autre. Mme B....., de Saint-Germain, fut atteinte de la migraine à l'âge de dix-huit ans, à la suite d'une transpiration rentrée; elle avait des accès régulièrement deux fois par semaine. Mariée à vingt-deux ans, mère à vingt-trois ans, elle mit son enfant en nourrice, sortit dans son jardin le douzième jour après ses couches; l'air était frais; elle resta assise environ une demi-heure à contempler le soleil, étant cependant assez bien couverte. En rentrant dans sa chambre, elle sentit des frissons derrière le dos, qui durèrent pendant vingt-cinq minutes environ; mise dans son lit, elle croyait que l'accès de migraine allait la prendre comme de coutume, mais cette fois il fut des plus cruels. La douleur ne se borna pas, comme à l'ordinaire, au-devant du front, il lui semblait au contraire qu'on lui fendait la tête avec une hache : elle éprouvait des élancements dans l'intérieur du cerveau, qui lui faisaient rendre des cris perçants. Son médecin ordonna une forte application de sangsues, qui n'amenèrent *aucun* bon résultat; et mise au régime elle se rétablit, mais conserva pendant six ans un mal de tête continuel, qui n'empêcha pas les paroxysmes migraniques de parcourir toujours les périodes accoutumées. Devenue un peu sourde, ce qui la décida à venir me consulter le mois de septembre 1834, l'examen de ses oreilles fit reconnaître que le cérumen était décomposé; noirâtre, presque fluide, le conduit était sensible, et si on touchait les cheveux elle éprouvait une douleur vive sur toute la tête et surtout derrière l'occiput; les digestions étaient laborieuses, souvent des aigreurs lui montaient à la bouche, mais ses règles ne manquaient jamais *de venir régulièrement.*

PRESCRIPTION.

1° Application d'un bonnet de taffetas gommé, placé immédiatement sur les cheveux pour le laisser en permanence jour et nuit, et la tête passablement couverte; elle en changeait tous les cinq ou six jours. Pour boisson, eau gommeuse vineuse; le matin à jeun, on lui donnait un paquet de sous-carbonate de magnésie de dix grains, avec de l'eau sucrée, destiné à combattre les aigreurs de l'estomac. 2° Emploi d'huile acoustique aux oreilles : au bout de cinq mois de traitement, les maux céphaliques disparurent tout à fait; depuis lors, elle jouit d'une très-bonne santé.

Autre. M. B...., élève en droit, âgé de vingt-deux ans, cheveux châtains, teint pâle, membres grêles et délicats, de taille ordinaire, éprouvait depuis cinq ans des accès de migraine qui se renouvelaient tous les quinze jours, et qui duraient douze à quinze heures chaque fois; en novembre 1832, il fut pris tout à coup, après son dîner, de douleurs d'estomac extrêmement fortes, et d'une céphalalgie sous-orbitaire très-vive, avec

soif ardente. Cet état dura de trente-six à quarante heures, époque à laquelle on appela un médecin qui prescrivit vingt-cinq sangsues à l'anus, et dix sur l'épigastre;
à leur chute, de larges cataplasmes de farine de lin, et
pour boisson de l'eau gommée sucrée, légèrement acidu-
lée avec un peu de jus de citron. Les douleurs disparurent, mais il ne se rétablit pas ; les digestions restèrent
laborieuses, et il conserva un malaise pendant tout l'hiver : il maigrit considérablement. Les accès de migraine
continuèrent toujours aux époques accoutumées. Il
éprouvait, pendant le paroxysme, une espèce de musique
dans les oreilles et un serrement dans les tempes, comme
si on les avait pressées avec un étau. Des élancements et
des battements se faisaient sentir dans l'intérieur du
cerveau, ses yeux ne pouvaient supporter la présence de
la lumière, le moindre son l'incommodait, le bas-ventre
devenait très douloureux et ballonné; à la fin de l'accès
il vomissait et rendait considérablement de vents : il
était généralement constipé. Fatigué de sa position, il
vint me consulter au mois de juin suivant, et me rendit
compte de sa maladie : les oreilles étaient sèches, la
droite rendait seulement un peu de cérumen grisâtre. Je
le mis au régime lacté, au bouillon de veau et à l'eau de
gomme, je lui fis en même temps appliquer quinze sangsues sur le ventre pendant six reprises différentes et à
huit jours de distance, des cataplasmes à nu de farine
de lin, et, par-dessus tout, un repos absolu. Comme il
avait pris considérablement de lavements pendant tout
l'hiver, je me contentai de lui donner de temps à autre de
l'huile d'amandes douces le matin à jeun, deux cuillerées
à bouche chaque fois ; ses oreilles furent en même temps

pansées l'une après l'autre alternativement huit jours chacune, avec l'huile acoustique : il garda le lit pendant treize jours consécutifs ; l'accès de migraine fut très-peu sensible. Le vingtième jour, le malade était tourmenté par la faim, j'augmentai la dose du lait ; mais le trentième jour il fallut lui donner du bouillon gras et un peu de soupe, j'augmentai graduellement la dose : le quarantième jour, je lui fis prendre un léger purgatif qui procura sept à huit selles.

La convalescence fut prompte ; il continua, d'après mon avis, à ne prendre que des aliments légers et faciles à digérer, en même temps à panser ses oreilles avec l'huile acoustique. Au bout de quatre mois les accès migraniques et la céphalée avaient totalement disparu ; il fut passer l'automne à la campagne, et revint à Paris le mois de décembre dans une parfaite santé, qui s'est maintenue depuis cette époque.

M. le comte de C..., âgé de quarante-deux ans, migranique depuis l'âge de vingt ans, fut pris de cette affection à la suite d'un bain froid. Pendant dix ans, M. le comte éprouvait tous les dix-sept jours, des frissons et des vomissements ; bientôt après, la douleur se fixa à la tempe droite et au-devant du front ; le sourcil de ce côté était le siége d'une pression et d'élancements considérables. En 1827, il eut un *rhumatisme goutteux qui dura pendant trois mois ;* les accès migraniques disparurent et furent remplacés par un mal de tête continuel. A la suite de ce rhumatisme, il devint sourd presque complétement de l'oreille droite, il survint ensuite des bourdonnements dans les deux oreilles. M. le comte fut traité par des médecins du plus grand mérite ; Dupuytren lui prescrivit à la fin un séton à la nuque, qu'il porta pendant trois mois; mais loin de produire un bon effet, la surdité se déclara à l'oreille opposée : le mal de téte et les bourdonnements continuaient toujours avec la même intensité. On lui appliquait aussi, par intervalles, des ventouses aux tempes et au-devant du pavillon de l'oreille ; on fit ensuite plusieurs injections dans la trompe d'Eustache, on le mit au régime antiphlogistique, mais rien ne réussit. Désespéré, il fut à Barèges, il prit plusieurs douchés sur la téte qui opérèrent très-bien ; il se croyait presque guéri. Il n'eut pas plutôt quitté cette ville, que tous les symptómes se renouvelèrent. A son arrivée à Paris, il eut un accès de migraine extrêmement violent qui dura vingt-quatre heures, se renouvela tous les vingt jours régulièrement et à heure précise. Il lut sur le *Journal des Débats* qu'un grand nombre de personnes atteintes de surdité venaient d'être radicalement guéries par ma méthode ; plein de confiance, il vint me consulter. Après m'avoir dépeint sa position, j'examinai ses oreilles, elles étaient excessivement sèches, on ne trouvait pas même un atome de cérumen ; l'épiderme du conduit auditif s'enlevait par pellicules, surtout vers le fond ; une montre placée entre ses dents, le son du balancier était un peu perçu par l'oreille interne; appliquée fortement sur l'orifice auditif externe, il ne l'entendait pas. Prescription : 1° l'huile acoustique ; le derrière de l'oreille fut soumis à des frictions avec la pommade suivante, faites seulement tous les deux jours et le soir avant le pansement du conduit. Préparation : axonge, 64 grains ; hydriodate de potasse, 2 grains, le tout mêlé et divisé en vingt parties égales. On en prenait seulement une pour chaque friction, qu'on étendait sur toute la partie latérale du cou. Le lendemain matin, lotion sur la partie frictionnée avec de l'eau de savon pour garantir le linge. Aussitôt que l'huile acoustique fut introduite dans l'oreille, elle opéra comme un coup d'électricité: le mal de tête cessa; le traitement fut continué pendant six mois d'une oreille à l'autre. Au bout de deux mois, les bourdonnements et l'hémicrânie ont été totalement combattus; au sixième mois, la surdité diminua sensiblement, mais elle ne disparut pas complétement; de temps en temps M. le comte met un peu d'huile acoustique dans ses oreilles, et malgré leur obscurité, il a la satisfaction d'être tout à fait débarrassé des autres symptômes.

Madame Renard, propriétaire, rue de Sèvres, n° 64, à Vaugirard, d'un tempérament nerveux et sanguin, forte de constitution, mais très-irascible, avait éprouvé les premiers accès de migraine à quinze ans; tous les mois, régulièrement, les paroxysmes se renouvelaient deux ou trois jours avant ses règles, lui duraient vingt-quatre heures chaque fois; elle vomissait considérablement pendant tout l'accès. Mariée à vingt-quatre ans, elle n'eut pas d'enfant; sa position ne changea pas; à plusieurs reprises elle a éprouvé des maladies du bas-ventre. En 1815 elle fut atteinte de fièvre typhoïde; depuis cette époque les digestions ont été constamment laborieuses, sa figure était devenue rouge, les yeux idem, elle était continuellement en proie à un mal de tête sous-orbitaire; dès lors les accès migraniques diminuèrent. En 1825 elle était dans son temps critique, et fit une autre maladie abdominale, compliquée d'une céphalée avec délire continuel. Elle me fit appeler à cette époque pour se livrer

entièrement à mes soins; je parvins à la rétablir parfaitement. Sa convalescence fut longue ; elle conserva la
céphalée, et tous les huit jours un accès migranique **se**
renouvelait à une heure précise, et durait douze à treize
heures : je lui fis appliquer un vésicatoire qu'elle garda
pendant quelque temps, qui ne produisit aucun effet.
Fatiguée de sa position, elle fut consulter Boyer et Dubois, qui lui prescrivirent un séton à la nuque; elle le
garda six mois sans en retirer le moindre soulagement;
en 1828, madame Renard eut encore une inflammation
des intestins; je fus appelé de nouveau pour la traiter.
J'eus le même succès que la première fois, mais les maux
de tête continuaient toujours avec la même violence; les
oreilles, depuis cette époque, restèrent un peu sourdes;
je lui conseillai l'emploi de l'huile acoustique, qu'elle
employa pendant six mois consécutifs ; l'oreille droite
resta légèrement sourde, mais l'autre fut tout à fait dé-
gagée; les maux de tête disparurent entièrement, cependant elle en éprouvait encore en automne et au printemps. Depuis cette époque elle a continué de jouir d'une
très-bonne santé.

Autre. M. le baron de Winsfeld, Allemand, avait
éprouvé, à vingt ans, à la suite d'une chute sur le dos et
sur la tête, une migraine presque continuelle; à trente
ans il fut pris d'un rhumatisme qui survint à la suite de
plusieurs transpirations répercutées gagnées à la chasse;
cette maladie affectait principalement les muscles du
cou et toute la tête; lorsqu'on lui touchait les cheveux
il éprouvait des élancements qui correspondaient dans
l'intérieur du cerveau. Pendant tout le temps que
dura le rhumatisme , il éprouva une douleur sous-

orbitaire; un coriza sec et une surdité complète se déclara pendant sa convalescence. Quoique parfaitement
rétabli du rhumatisme, la migraine et la surdité continuèrent. Ayant consulté à Berlin et à Vienne, on fut
d'avis de lui appliquer un séton à la nuque, qu'il garda
neuf mois sans en retirer aucun avantage. La *Gazette
d'Augsbourg* du 31 décembre 1831 lui annonça que
MM. le baron d'Oerzen, gentilhomme du grand-duc de
Meklembourg Strelitz, sourd presque complétement depuis dix-huit ans, des suites de la rougeole; le baron de
Winkel, premier inspecteur des forêts de Rosback, âgé
de soixante-neuf ans; le baron de Ribeck, à Forst (Prusse);
Mme Muller, à Raval, le baron Joacdin et Mme Muller, à
Landau, venaient d'être tous radicalement guéris par
mon traitement; aussitôt il prit le chemin de la France
pour se rendre à Paris, et se présenta à ma consultation
au mois d'avril 1832. J'examinai ses oreilles; la matière
cireuse était noire, cassante; je le rassurai sur sa position
et lui prescrivis l'huile acoustique, et le séton fut sup-
primé. Trois mois après, M. le baron de Winsfeld fut
tout à fait débarrassé de la surdité et de ses complications.
Il vint l'année dernière à Paris, et me rendit sa visite,
jouissant d'une santé parfaite.

DE

LA SURDITÉ ACCIDENTELLE.

Il ne sera nullement question, dans cet ouvrage, de la surdité originelle, laquelle entraîne toujours la mutité, et à laquelle il n'y a point de remède à opposer.

La surdité est la perte totale ou partielle de l'ouïe ; lorsqu'elle est complète, elle est nommée *cophose*, du grec κοφοω, je rends sourd ; et quand elle est incomplète elle porte le nom de *dysécée*, aussi du grec δυς, difficilement, d'ακουω, j'entends. Cette dernière a été divisée : 1° en *paracousie*, à cause de la difficulté qu'on éprouve à comprendre les sons, tout en étant bien perçus ; 2° en *barycoïde* ou défaut de percevoir les sons aigus et forts ou confusément, tandis qu'au contraire, les faibles sont bien entendus et perçus, surtout quand ils sont interrompus ; en *oxycoïde*, lorsqu'il y a impossibilité de supporter les sons aigus ; particulièrement lorsqu'ils sont discordants ; enfin en *paracousie* de Willis, quand les sons et les paroles sont entendus et articulés au milieu de bruits tels que ceux produits par le roulis d'une voiture sur un pavé dur, au point que l'organe auditif devient tellement sensible à l'action des sons. Les dyséciques entendent beaucoup mieux alors, que les personnes qui n'éprouvent aucun symptôme de surdité.

Ce phénomène se passe même quelquefois chez des individus complétement sourds. Ce dernier auteur cite qu'un homme atteint de cophose ne pouvait entendre et se livrer à la conversation qu'au milieu du son des cloches. Il fait également mention d'une femme qui recouvrait la facilité d'entendre au milieu du bruit des tambours. A quoi attribuer cette aberration : nous allons l'examiner.

Sans vouloir résoudre ce secret de la nature, on peut cependant supposer que la membrane du tympan, entièrement privée du cérumen depuis longues années, dont elle était pourvue dans l'état normal, le mouvement de cette membrane n'est plus maîtrisé dans l'acte de l'audition. Aussi les dyséciques ne tardent-ils pas à éprouver de grands maux de tête, suivis quelquefois de nausées et de vomissements, lorsqu'ils restent trop longtemps soumis à l'action de ces bruits.

Il faut supposer, d'après la propriété que nous attribuons à la matière cérumineuse [1], que la membrane du tympan n'était ni tendue ni relâchée chez les deux sujets mentionnés par Willis, mais que les oreilles étaient dans un état de sécheresse extrême, et par la perdition totale du cérumen, que le nerf acoustique, ou toute autre partie de l'oreille chez ces malades, nécessaire au mécanisme de l'audition, n'étaient que momentanément émus par ces bruits qui stimulaient leur action, et qu'on serait arrivé peut-être à un résultat beaucoup plus satisfaisant

1 Celle de donner les mouvements propres à l'entendement.

pour le malade, si l'on avait connu la propriété de la matière cérumineuse, et si on avait surtout connu les moyens de pouvoir la rétablir.

Tous les auteurs qui ont écrit jusqu'à présent sur la surdité se sont beaucoup plus occupés des maladies de l'oreille interne que de celles de l'oreille externe ; ce système fut établi par Guyot, maître des postes à Versailles, qui vivait en 1724, lequel avait essayé contre une surdité dont il fut atteint tous les traitements usités à son époque, sans en éprouver aucun résultat satisfaisant. Quoique étranger à la médecine, il étudia avec soin la structure de l'appareil auditif, imagina de se faire des injections avec de l'eau dans la trompe d'Eustache ; il fit fabriquer une seringue propre à cet usage, et son moyen lui réussit. La nouvelle de cette guérison se répandit rapidement, et arriva bientôt à la connaissance de l'académie de chirurgie. Ce corps savant s'empressa de demander à examiner la seringue que Guyot avait inventée. Mais, après un examen sérieux, on reconnut qu'il était presque impossible d'arriver à l'orifice de la trompe d'Eustache avec un semblable instrument. Guyot, en s'en servant, le faisait passer par la bouche [1]. L'académie de chirurgie trouva cette invention très-ingénieuse, pensant que si elle ne pouvait servir à injecter la trompe d'Eustache, elle pouvait être d'un grand secours pour laver l'arrière-bouche et l'orifice du conduit de ladite trompe, dans les maladies de la gorge ; en conséquence, elle vota des remercîments à l'auteur de cette découverte.

[1] On peut en conclure qu'il n'est jamais arrivé à introduire cet instrument dans l'orifice de la trompe d'Eustache, mais seulement à la laver ; ce moyen aura réussi à détruire une cause qui obstruait seulement cette ouverture, à laquelle était due sa surdité.

Comme jusqu'alors aucun moyen n'avait, pour ainsi dire, réussi contre la surdité, le corps médical ne manqua pas de s'emparer de ce procédé, qui livrait une nouvelle voie à la science et surtout à la spéculation. L'instrument de Guyot fut perfectionné, et au lieu de le diriger par la bouche, on l'introduisit par les fosses nasales. Cette route anatomique était plus facile pour arriver à l'orifice de la trompe d'Eustache, placée à la partie supérieure du pharynx et près l'aile interne de l'apophyse pterygoïde, derrière l'ouverture postérieure de la fosse nasale, formant une espèce de pavillon évasé.

Mais les succès ne répondirent pas à ce qu'on en avait espéré; c'est sans doute ce qui décida Astly Cooper, célèbre chirurgien de Londres, à pratiquer la perforation de la membrane du tympan, pour tenter la guérison de la surdité attribuée à l'oblitération de la trompe d'Eustache. Il décrivit son procédé et fit en même temps connaître quelques succès heureux de cette pratique dans les *Transactions philosophiques*, cahier de juin 1801.

Depuis lors, plusieurs chirurgiens français, anglais, et allemands, ont employé ce moyen. On se sert, pour pratiquer cette opération, d'un trois-quarts légèrement recourbé, d'une ligne de diamètre; son extrémité inférieure ne doit dépasser la canule que d'environ un huitième de ligne. Cette extrémité doit être coupée un peu obliquement de sa convexité vers sa concavité, pour qu'elle s'applique par tous les points de sa circonférence sur la membrane du tympan. M. le docteur Deleau a aussi inventé un instrument à l'aide duquel on peut pratiquer cette opération avec la plus grande dextérité; elle se fait avec perte de substances. Boyer ne croit pas aux résultats de

la méthode Cooper; voici comme il s'exprime à cet égard:
« Cette opération a eu le sort de la plupart des moyens
« nouveaux en médecine. A peine Cooper l'eut-il fait
« connaître, que la plupart des chirurgiens qui ont du
« goût pour la nouveauté saisirent toutes les occasions
« qui se présentèrent de la protéger; mais bientôt l'en-
« thousiasme s'est dissipé, et le temps, ce juste apprécia-
« teur des choses, a réduit à sa juste valeur la perfora-
« tion de la membrane du tympan.

« Il paraît, continue l'auteur, que M. Cooper lui-même
« l'a abandonnée »; c'est du moins ce qu'on peut inférer
du silence de M. Roux sur cet objet, dans son intéressant
ouvrage qui a pour titre: *Relation d'un voyage fait à Londres en 1814.*

Quoi qu'il en soit, la science a-t-elle plus avancé dans
le traitement de la surdité accidentelle par les travaux
d'Itard, de Saissy et de M. Deleau, qui se sont occupés
avec beaucoup de soin des maladies de l'oreille? Non,
certes, car ils ne sont pas sortis du système du maître
des postes et de celui de Cooper. Itard a inventé une
sonde; Saissy en a inventé une autre pour injecter l'oreille
interne, et ce dernier prétend qu'il est plus facile d'introduire sa sonde dans les narines, parce qu'elle présente
une courbure vers son milieu, qui correspond exactement à la cavité nasale.

Dans tous les cas, M. Deleau n'a pas eu confiance aux
injections, car il préfère traiter l'oreille interne au moyen
des douches d'air, nom qu'il donne à une colonne de ce
fluide qu'il introduit au moyen d'une espèce de soufflet
qu'il a fait confectionner à cet usage.

On lève aussi les mêmes doutes sur les succès obtenus

par ce dernier procédé ; voici, au reste, comment s'exprime le docteur Hubert-Valeroux : « C'est dans le but
« d'éviter des inconvénients des injections liquides et de
« faire parvenir directement à l'oreille moyenne les
« agents thérapeutiques appropriés à son mode de vita-
« lité, que le docteur Deleau proposa, il y a une vingtaine
« d'années, d'associer les injections gazeuses au cathété-
« risme dans le traitement des surdités par cause interne.
« A l'appui de son innovation, le docteur Deleau cita,
« comme on sait, plusieurs succès, et entre autres la gué.
« rison de quelques sourds-muets ; s'élevant ensuite avec
« force contre les méthodes de traitement suivies jus-
« qu'alors, il signala les inconvénients des alcalis métal-
« liques et s'étendit sur les dangers qui résultent des in-
« jections liquides dans les cavités de l'oreille moyenne.

« Tout le monde se souvient des discussions que ces
« travaux soulevèrent dans l'académie. Itard surtout,
« dont la méthode avait été si fortement attaquée, y prit
« une large part ; et jamais, dit l'auteur de son éloge
« historique (le docteur Bousquet), deux auteurs ne
« furent plus opposés et plus fermes dans leurs doctri-
« nes. Il ne peut entrer dans notre dessein de recom-
« mencer une discussion depuis longtemps éteinte : le
« docteur Deleau a rendu à la thérapeutique auriculaire
« un service qu'il serait injuste de méconnaître ; mais
« aussi, il faut le dire, l'esprit d'enthousiasme a singuliè·
« rement exagéré les avantages de la douche d'air. »
« Pour apprécier à sa juste valeur le procédé de
« M. Deleau, nous devons faire observer d'abord que
« l'air atmosphérique ne peut dans aucun cas être con-
« sidéré comme un médicament, et que les guérisons

« nombreuses et irrécusables consignées dans les tra-
« vaux de cet auteur doivent être rapportées à toute
« autre cause qu'à celle qu'il lui assigne. » Itard avait
levé le même doute, ce qui lui faisait dire : « Dieu seul
pourrait d'un souffle rendre l'ouïe à l'homme. »

(Journal des Connaissances Médico-Chirurgicales,
année 1843, premier août, n° 2, page 52.)

Une expérience de plus de cent années a donc démontré aux plus habiles observateurs que le traitement fait
à l'oreille interne, par la voie de la trompe d'Eustache,
n'a été que rarement suivi de succès. Il reste encore à
savoir si ces succès se sont maintenus, ou si, par ce
moyen, on est arrivé à opérer une guérison radicale.

Plus qu'aucun autre médecin, à raison de notre spécialité, nous avons été à portée, en nous livrant à de nouvelles recherches, d'arriver à des résultats que nous
croyons être plus satisfaisants pour la science et pour
l'humanité.

Pour atteindre ce but, nous avons dû suivre une route
tout à fait opposée à celle de nos prédécesseurs, qui
n'avait jusqu'alors créé que des difficultés ; sachant
que le conduit auditif externe n'avait jamais attiré l'attention des praticiens, nous nous sommes attaché à son
étude, d'abord dans son état normal, dans tous les âges,
ainsi que dans les différents sexes, afin d'en faire une
juste appréciation dans l'état de maladie.

Il résulte de nos nombreuses investigations que, dans
le conduit externe de l'oreille, soit chez les enfants, depuis leur naissance jusqu'à l'âge de leur puberté, soit
chez les adolescents, soit chez les adultes, soit chez les
vieillards, le cérumen y est assez abondant, que toutes

les parois en sont suffisamment pourvues, ainsi que la membrane du tympan. La couleur de cette matière est d'un jaune clair. On remarque néanmoins chez les individus très-bruns, que ce jaune est un peu plus foncé, mais que sa consistance est toujours la même, gluante, luisante, et que lorsqu'on la déprime entre les doigts, elle présente des filaments qui s'étendent plus ou moins, et que cette disposition toute particulière du cérumen donne la faculté de moduler, par son contact immédiat, les mouvements de la membrane du tympan pour l'acte de l'audition.

Après nous être assuré de la nature cérumineuse, dans l'état de santé, nous avons cru devoir l'étudier d'après le même système chez les personnes sourdes, et nous avons dû commencer par celles d'une seule oreille, tant sur des sujets atteints de surdité récente et toujours d'une seule oreille, que sur ceux atteints d'une surdité ancienne. Nous avons constamment trouvé dans l'oreille affligée d'une surdité récente, lorsqu'elle n'était pas l'effet d'un écoulement purulent du conduit auditif, une surabondance de cette matière d'une couleur d'un jaune foncé, souvent très-fluide, ayant perdu la consistance sirupeuse et luisante qui la distingue toujours lorsqu'elle est dans l'état naturel.

Le cérumen pris au même instant à l'oreille opposée présentait tous les caractères de celui que nous avons défini dans l'état normal; caractère qui indiquait son état sain, par conséquent tout à fait opposé à celui de la première oreille.

Les mêmes expériences répétées sur des individus atteints d'une surdité très-ancienne nous ont prouvé que le conduit auditif de l'oreille malade était toujours dépourvu de cette matière, qu'on trouvait seulement de temps à autre en une espèce de poussière ; quelquefois l'épiderme de cette cavité se levait en desquamation, ce qui produisait au malade une démangeaison et des chatouillements fort incommodes.

Le cérumen du conduit auditif de l'oreille qui n'était pas affligée de surdité était toujours dans l'état normal. Nous avons observé aussi souvent, que la présence de cette matière était sensiblement diminuée. Nous avons pensé, dans ce cas, que cette oreille avait aussi perdu beaucoup de sa faculté de perception. Pour nous en assurer, nous placions une montre à une distance propre à être bien entendue, et, ainsi que nous l'avions jugé, les sons n'ont pas été saisis par l'oreille comme ils auraient dû l'être ; ce qui démontrait un commencement de surdité dans ce dernier organe.

Enfin, et en dernière analyse, l'examen du conduit auditif externe chez les personnes atteintes de surdité des deux oreilles, et dans tous les âges, a été le même que celui observé dans l'oreille malade sur les sujets affligés de surdité dans une seule oreille. Dans ces diverses circonstances, il arrive aussi que l'on rencontre quelquefois, chez les vieillards sourds au dernier degré, un cérumen desséché et fort durci, superposé à la surface de la membrane du tympan, lequel, par ses aspérités multipliées, altère cette membrane au point d'y produire des désordres irréparables. M. le docteur Ribes a trouvé, dans ce dernier cas, sur les cadavres des vieillards, cette membrane perforée et détruite en partie par l'effet de ces concrétions cérumineuses.

Il est à regretter qu'on n'ait pas pensé qu'une maladie quelconque du conduit auditif fût susceptible d'amener le cérumen à l'état dans lequel l'a trouvé cet honorable observateur.

On n'avait pas encore cherché à expliquer comment le cérumen pouvait passer de l'état naturel à celui dans lequel l'a trouvé M. Ribes. Je crois avoir résolu cette question dans ma quatrième édition. Je ne puis donc que reproduire ici la même théorie ! Nous avons dit, dans un autre chapitre (voyez la gravure 2ᵉ, 1ᵉʳ et 2ᵉ ronds), que le cérumen de bonne qualité était d'un jaune clair orangé, mais toujours ductile, luisant, s'étendant avec facilité en filaments et dans toute la surface du conduit auditif : et qu'ainsi disposé, il devenait le protecteur et le régulateur de la membrane du tympan dans les mouvements de ses actes d'audition.

Il ne peut en être ainsi lorsque cette matière est dans un état anormal, parce qu'elle a perdu cette propriété élastique qui la maintenait dans toutes les parties du conduit auditif externe, et qu'étant toujours plus abondante dans ce dernier cas, elle ne peut se maintenir également sur ses parois, et doit couler sans obstacle sur la membrane du tympan, principalement lorsqu'on est couché sur le côté; au fur et à mesure qu'elle est excrétée, une quantité considérable de cette matière s'accumule graduellement au fond du conduit auditif, entraînant avec elle une infinité de poussière ou de corpuscules provenant du dehors, et déposés dans ledit conduit. Ainsi mêlée avec le cérumen, elle finit par former un noyau, lequel devient peu à peu plus consistant, irrite, par sa présence et sa nature, cette membrane, au point d'en troubler les fonctions, et amène, au bout de quelque temps, un commencement de surdité plus ou moins sensible, souvent compliqué de bourdonnements et de maux de tête qu'on ne sait à quelle cause attribuer.

L'observation la plus attentive m'a, en outre, constamment démontré que cette surabondance de cérumen n'était pas continuelle, et qu'elle se ralentissait degré par degré, pour se terminer tout à fait, au point de laisser la cavité auditive totalement sèche. Alors ce noyau, privé des couches successives qui venaient le grossir et l'humecter assez pour l'empêcher de devenir solide, se trouvant abandonné à lui-même, il finissait par devenir de plus en plus consistant, au point d'acquérir avec le temps une dureté aussi forte qu'un fragment de pierre calcaire, et cela parce qu'il n'était pas constitué comme l'a établi la nature d'éléments glutineux dont jouit le cérumen normal.

J'explique ainsi la formation des concrétions cérumineuses que l'on rencontre mais rarement dans les oreilles des vieillards, lesquelles n'avaient pas été encore définies, sans doute parce qu'on ignorait complétement l'existence d'un cérumen morbide. Aussi, les auteurs qui ont avancé que la surdité occasionnée par le séjour de ces corps dans l'oreille se rétablissait facilement lorsqu'on avait la précaution de les extraire, ont commis une erreur. De nombreuses expériences pratiquées nombre de fois par plusieurs praticiens, et notamment par Itard, ont prouvé que cette guérison n'était qu'éphémère, que la surdité au contraire se renouvelait quelques jours après l'opération, et souvent beaucoup plus forte qu'auparavant (lorsqu'elle n'était pas complète).

En effet, comment en serait-il autrement d'un corps qui a pris son développement et sa consistance solide dans une partie aussi sensible et aussi délicate que le fond de l'oreille. Il faut au contraire admettre que sa présence a produit, par son long séjour, une altération chronique, propre à paralyser non-seulement la membrane du tympan, mais encore le mouvement dont sont susceptibles les petits osselets de l'oreille moyenne dans l'acte de l'audition, et à produire, par cela même une surdité complète, et tout à fait incurable.

Nous allons examiner maintenant les maladies dont est susceptible le conduit auditif, parmi lesquelles nous trouverons celle qui donne encore lieu aux divers phénomènes dont il vient d'être parlé plus haut.

Les auteurs font mention d'une douleur particulière de l'oreille connue sous le nom d'otalgie, laquelle reconnaît souvent pour cause l'effet de l'odontalgie (*douleur de dents*), ou de toute autre qui réagit sur l'oreille; elle est aussi produite par la présence d'un corps étranger dans le conduit auriculaire, tel qu'un noyau de cerise, etc. M. le professeur Andral a observé que cette douleur alternait avec une névralgie sciatique; on l'a également vue se montrer après la disparition d'une affection rhumatismale; enfin l'orsqu'on n'a pu découvrir aucune altération sensible dans le conduit auditif, on l'a rangée alors dans la classe des névroses, et on en a établi le siége soit dans la fibre nerveuse qui rampe à la caisse du tympan, soit dans la portion du nerf facial qui parcourt l'aqueduc dit de fallope, soit enfin dans les nombreux filaments du nerf acoustique. Quant à nous, nous n'admettons pas ce système parce qu'il n'est pas conforme au résultat de nos recherches ; en effet voici ce que nous avons *vu* constamment : supression, plus ou moins forte de la sécrétion cérumineuse, ou surabondance de cette matière ; mais dans ce dernier cas elle était dépourvue de sa partie glutineuse, et sa couleur altérée, d'un jaune trouble et sale (voyez la gravure n° 2, 4° et 5° ronds). Nous considérons donc alors qu'il existe une irritation assez forte dans le parenchyme glandulaire de l'oreille, capable de produire un engorgement plus ou moins fort, qui, par sa nature, offense les houppes nerveuses des nerfs de l'appareil auditif ; lequel en outre donne lieu aux douleurs qui constituent l'otalgie, et comme la nature travaille constamment à sa conservation, les glandes finissent par se dégager spontanément. Le cérumen qui séjournait dans leur parenchyme est excrété en abondance ; alors les douleurs disparaissent à moins qu'elles ne soient symptomatiques : lorsqu'au contraire l'excrétion ne s'opère pas, l'engorgement glandulaire augmente, pour passer à l'état inflammatoire, qui s'étend dans la membrane de toute la cavité auditive, pour constituer l'otite ; son traitement est le même que *celui de l'otite*, à moins que ces douleurs ne soient occasionnées par la présence d'un corps étranger dans l'oreille, et qu'il *faut* s'empresser d'enlever.

OTITE AIGUE.

On donne le nom d'otite à une affection de l'oreille, que les auteurs désignent plus particulièrement sous le nom de phlegmasie aiguë, ou chronique de l'organe *de*

l'ouïe, et celui d'otorrhée à sa phlegmasie chronique.
M. le professeur Andral observe avec raison, que l'otite
n'a été que vaguement décrite jusque dans ces derniers
temps; il fait remarquer qu'on la trouve à peine indiquée dans les anciens auteurs, [1] et il renvoie pour avoir
des notions plus précises et plus étendues à la monogra-
phie d'Itard, ainsi qu'à des mémoires nouvellement publiés. Je dois ajouter que l'ouvrage d'Itard et tous les
mémoires qu'on a publiés sur cette maladie, laissent encore beaucoup à désirer; quoi qu'il en soit, je divise
comme les autres auteurs, l'otite en aiguë et en chronique; mais je n'admets pas comme eux qu'il n'y ait
que l'otorrhée qui puisse y amener une maladie chronique. Nous aurons occasion de revenir sur ce chapitre.

Tout le monde sait que le conduit auriculaire externe
jouit d'une grande sensibilité, surtout vers sa partie
inférieure; lorsque par un événement quelconque la
membrane qui revêt cette cavité devient le siége d'une
affection qui prend un caractère aigu, il se manifeste
immédiatement une douleur, puis un état inflammatoire
plus ou moins intense, qui donne lieu à de forts bourdonnements, à des élancements, des tintements d'oreilles
et des élancements répétés, qui se font ressentir surtout
vers l'oreille interne et dans l'intérieur de la tête, en faisant souvent jeter des cris perçants aux malades. Lorsque l'inflammation est légère, au bout du quatrième ou
cinquième jour, on aperçoit, en explorant le conduit
auditif, de petites pustules pointues qui, de rouges

---

[1] Voy. le Dictionnaire de Médecine, année 1826, vol. 16, pag. 60.

qu'elles sont, blanchissent peu à peu, en se remplissant d'une matière purulente blanchâtre ; mais lorsque l'inflammation occupe l'entrée, ou toute la cavité auditive, il arrive qu'elle est presque totalement bouchée par l'augmentation de volume de cette membrane, et lorsqu'elle est diminuée, on rencontre encore une infinité de boutons blancs, quelquefois même des vésicules transparentes, remplies d'un liquide séreux, et comparables à des certains aphthes de la bouche.

Lorsque l'inflammation est portée au plus haut degré, elle peut s'étendre à l'oreille interne ; dans ce cas l'ouïe devient presque nulle ; lorsque la douleur de téte, est portée au plus haut degré, il y a fièvre ; les yeux sont larmoyants et injectés ; il arrive aussi qu'au milieu de tous ces symptômes, un abcès plus ou moins considérable se forme, et qu'il s'ouvre tout à coup ; alors le malade est soulagé, au fur et à mesure que le pus coule ; il est excessivement rare que l'otite aiguë attaque les deux oreilles à la fois. On trouve dans le conduit une quantité de cérumen altéré ; on y rencontre également, quelques jours après que l'otite a commencé à se manifester, un liquide limpide, quelquefois roussâtre, sanguinolent, coulant par l'orifice, particulièrement quand le malade prend une position convenable ; à cet effet, cette matière ne tarde pas à faire place à une autre sécrétion puriforme blanchâtre, jaune ou verdâtre, inodore ou fétide, quelquefois âcre, irritant en sortant la conque de l'oreille. Plus tard, et lorsque l'inflammation finit, cette matière devient plus consistante, elle offre alors un aspect caséeux ; sa fluidité ne lui permet plus de s'écouler spontanément au dehors et elle reste accumulée dans cette cavité, d'où il faut l'extraire.

Suivant la remarque de M. Andral, l'écoulement qui s'effectue à l'intérieur du conduit auditif, coïncide quelque fois avec l'établissement d'un suintement séreux derrière l'oreille. Dans un grand nombre de cas, à mesure que l'écoulement s'effectue la douleur diminue, et devient plus supportable; le même auteur observe que des amas de pus, de véritables abcès, mais plus rarement qu'on ne l'a dit, se forment au-dessous du derme du conduit auditif, spécialement à son entrée, et que des abcès semblables se développent quelquefois, même dans l'épaisseur du pavillon auriculaire, entre la peau et le cartilage qu'elle recouvre; il arrive aussi que cette suppuration attaque la portion cartilagineuse du conduit; M. Andral l'a aussi remarqué; toutefois, ce désordre n'est guère amené que par un écoulement chronique (l'otorrhée).

On concevra facilement qu'une maladie de cette nature ne se termine pas toujours heureusement, qu'il doit en résulter au contraire, dans tous les âges, des désorganisations partielles ou totales de l'organe de l'ouïe; la membrane qui tapisse ce conduit, les glandes cérumineuses, et les vaisseaux excréteurs, sont les plus exposés à devenir leurs victimes. Cependant lorsque cette inflammation n'a pas produit une désorganisation générale dans le sein du conduit, la sécrétion cérumineuse peut être rétablie par un traitement approprié, et l'ouïe, de faible qu'elle était restée, est susceptible de reprendre toute la finesse qu'elle possédait primitivement.

La durée de l'otite aiguë est susceptible de varier depuis un petit nombre de jours, jusqu'à un mois ; si elle persiste au delà de cette époque, les symptômes perdent leur acuité, et la maladie passe à l'état chronique. Il en résulte ordinairement alors une otorrhée, ou une sécheresse plus ou moins grande de la cavité auriculaire.

Nous allons l'étudier tout-à-l'heure, dans ce dernier état.

Les causes prédisposantes de l'otite aiguë sont le plus ordinairement produites par l'impression subite d'un courant d'air froid sur la tête, surtout lorsque l'oreille y est particulièrement exposée, la présence d'un corps étranger dans le fond du conduit auditif, la suppression subite de la gourme chez les enfants, la terminaison de la rougeole, de la variole, de la scarlatine, et enfin une multitude d'autres causes qu'il est souvent fort difficile de prévoir et de découvrir.

De l'otite chronique de l'oreille externe.

Les auteurs ignorant, avant la publicité de mon ouvrage, que le cérumen fût susceptible de s'altérer par l'effet d'une maladie chronique de l'oreille, avaient pensé que l'otorrhée seule donnait lieu à cette affection. Comme nous l'avons avancé dans l'article consacré à la migraine et à celui de la formation des concrétions cérumineuses (voyez page 63), le conduit auriculaire externe est affecté de phlegmasie chronique toutes les fois que l'on rencontre dans cette cavité un cérumen

abondant, d'un jaune trouble, ou bien grisâtre, sanguinolent, noirâtre, dur ; voyez la gravure n° 2, sur laquelle
il est établi douze petits cercles : en tête est représentée
sur les deux premiers la cire de bonne nature, d'un
jaune clair, gluante, luisante ; aux trois autres ronds,
le premier degré d'altération qu'elle commence à
subir ; sur les suivants, le passage de cette matière à la
couleur grisâtre, sous l'influence de l'altération chronique de l'oreille ; et, enfin, sur les deux derniers, son des-
séchement, qu'elle subit lorsqu'il y a suppression totale
de cette matière. J'attribue encore ces divers phénomènes
à un engorgement chronique et insensible des glandes cérumineuses, par la mauvaise nature du cérumen
qu'elles préparent à la membrane du tympan, une altération propre à mettre obstacle à ses mouvements dans
l'acte de l'audition ; d'où naissent la dysécée, les bourdonnements, les tintements et les divers bruits que l'on
ressent ordinairement dans ces cas.

Le conduit auditif externe est, en outre, atteint
d'une otite chronique (*phlegmasie idem*), toutes les fois
que l'on rencontre cette cavité dépourvue de cérumen.
Dans ce dernier cas, lorsque la sécrétion de cette matière commence à disparaître, on aperçoit simplement
un suintement d'un liquide limpide qui tient ce conduit
un peu humecté ; mais au bout d'un temps plus ou moins
long, il finit par disparaître pour laisser ce conduit tout
à fait sec. Dans ces cas, la membrane du tympan, lorsqu'on la touche avec un instrument, résonne comme un
parchemin sur lequel on exerce des frottements réitérés.
Cette sécheresse produit aussi, dans tous les cas, une

surdité compliquée de bourdonnements, de tintements, de sifflements iusupportables; il est même des personnes qui éprouvent une espèce de musique continuelle, et des bruissements semblables à une chute d'eau qui se précipite du haut d'une cascade; d'autres des détonations et des sons semblables à ceux produits par des cloches en branle; lorsqu'elles sont en voiture, le bruit des roues, en passant sur un pavé dur, rend les oreilles sensibles, met en jeu les nerfs acoustiques, au point de réveiller l'ouïe, pour distinguer les sons et les paroles, et les entendre beaucoup mieux que les personnes qui ont les oreilles saines.

Une autre maladie, assez fréquente, produit encore une otite chronique et une surdité quelquefois très-forte.

Je veux parler de la présence de dartres dans le conduit auditif. Leur présence détruit toujours le cérumen et maintient cette cavité dans un état de grande sécheresse; ou bien, lorsqu'elles sont de nature croûteuse, elles laissent écouler une humeur qui arrose le conduit, tout en décomposant toujours le peu de cérumen qui y ait excrété.

Le diagnostic des dartres est très-facile; elles prennent presque toujours leur origine à la conque du pavillon auriculaire; souvent même elles occupent une partie de la tête, s'enfoncent dans l'orifice auditif pour aller couvrir toute son étendue; elles occasionnent souvent un gonflement considérable, surtout à l'entrée de l'orifice auriculaire, au point de rétrécir cette ouverture; leur présence occasionne toujours une grande démangeaison suivie de picotements et de chatouillements incommodes;

on trouve, en outre, le conduit continuellement embarrassé d'exfoliations croûteuses qui s'élèvent des parois de cette cavité; il s'en écoule, en même temps, un liquide sanieux et âcre, etc.

Avant de parler de l'otite produite par l'otorrhée, j'examinerai les diverses causes prédisposantes de l'otite que nous venons d'examiner.

Nous attribuons l'engorgement des glandes cérumineuses, chez les enfants, à une disposition spéciale du vice scrofuleux, à la gourme, à l'effet de la rougeole, de celui de variole, de la scarlatine, chez les adolescents et chez les adultes, à l'action des affections rhumatismales, surtout à celles des muscles de la tête, à la suppression d'une évacuation devenue habituelle, à l'impression d'un courant d'air sur la tête, au déplacement d'une fluxion des paupières, du nez, de la gorge; on le remarque presque toujours à la suite des inflammations graves des viscères abdominaux et des fièvres pernicieuses, à la syphilis, et, en général, à tout ce qui peut avoir un effet quelconque, propre à exciter le système glandulaire, toutefois, sans pouvoir au juste le rapporter à *une vraie cause* connue.

Des causes prédisposantes de la sécheresse du conduit auditif externe.

La sécheresse du conduit auditif peut être produite par une suppression subite de transpiration, souvent amenée par l'habitude de se laver la tête, les oreilles, la poitrine avec de l'eau froide; la suppression des maladies de la peau, telles que dartres, gales, teignes; les suites de la

chute des cheveux, les phlegmasies des membranes muqueuses, les grossesses laborieuses, les abcès ou otites
aiguës mal traitées.

La sécheresse de cette cavité peut être aussi occasionnée par la présence d'une trop grande quantité de poils,
qui se développent par excès chez quelques hommes
très-velus. J'ai eu occasion d'en rencontrer quelquefois
qui avaient le conduit auditif presque bouché par leur
présence. La pointe de ces poils était retournée en divers sens sur la membrane auditive et même sur celle du
tympan. Les picotements qu'elles y produisent, développent une phlegmasie chronique du conduit auditif, en
suppriment la sécrétion cérumineuse, et la surdité en est
la conséquence.

La suppression de la cire auditive amène alors surtout
au commencement des petits abcès dans le conduit auditif, qui font cruellement souffrir, lesquels se renouvellent
assez fréquemment, et constituent proprement dit l'otite
aiguë.

J'ai eu occasion d'observer qu'on ne fait presque jamais
attention à la légère surdité produite par ces premières affections, parce que la surdité commence toujours par une
seule oreille ; dans ces cas, mais successivement, comme
je l'ai déjà dit, la quantité de la matière anormale diminue,
les bourdonnements ou les sifflements se déclarent ; il est
même des dyséciques qui éprouvent des bruits semblables à des détonations d'une arme à feu. D'autres croient
entendre des sons musicaux, d'autres des bruissements
désagréables, etc. C'est alors que la sécrétion cérumineuse disparaît ; le conduit auriculaire se dessèche au

point que l'épiderme se soulève par écailles et quelquefois par débris folliculaires, ou forme une espèce de poussière que l'on rencontre aux parois de cette cavité [1]. Les corpuscules et les animalcules qui sont répandus dans l'atmosphère y sont facilement introduits; leur présence occasionne des démangeaisons, des chatouillements, des bourdonnements très-incommodes.

Ces divers phénomènes donnent quelquefois naissance à une fausse membrane qui couvre presque en totalité les parois du conduit auditif externe, ayant une grande analogie avec celle décrite par les auteurs, à la différence que la leur est placée sur la surface de la membrane du tympan, et qu'elle est originelle, tandis que celle-ci se développe accidentellement dans l'adolescence et chez l'adulte; c'est seulement après que les oreilles ont été soumises à un traitement externe plus ou moins long, que l'on peut juger de son existence; elle commence à se détacher de la cérumineuse sur laquelle elle est fortement collée, et au bout de quatre à cinq jours on la retire en entier ou en partie, au moyen d'injections ou avec des pinces. J'ai rencontré souvent dans ma pratique des exemples de cette nature; une fois enlevée, la sécrétion cérumineuse se rétablit ainsi que l'ouïe.

Mme la princesse Miattiff, de la cour de Russie, vint en octobre 1842, de Saint-Pétersbourg, pour se livrer à mes soins. Elle était excessivement sourde depuis douze ans. Six ans auparavant elle avait consulté Itard et autres, et leurs remèdes restèrent sans effet. Lorsque je la vis pour la première fois, ses oreilles étaient très-sèches; on apercevait facilement la membrane du tympan. Elle éprou-

---

[1] Voyez la gravure, avant-dernier rond.

vait des bourdonnements, des sifflements, des battements
et des maux de tête continuels. Le mouvement d'une forte
montre appliquée sur le pavillon auriculaire n'était pas
entendu ; elle était en outre atteinte d'une phlegmasie
chronique des viscères abdominaux. Elle fut soumise au
traitement avec l'huile accoustique et des fumigations
aromatiques, et à un régime légèrement antiphlogistique, qu'elle suivit très-exactement pendant tout l'hiver,
mais sans aucun amendement, ce fut seulement vers la
fin du mois de mars suivant, c'est-à-dire après cinq mois
de traitement, qu'elle éprouva un certain mouvement
dans une oreille, qui fut suivi d'un soulagement subit
avec le retour de l'ouïe ; en faisant dans un des conduits
auditifs des injections, il sortit de cette oreille un corps
allongé, mince, élastique, d'une couleur blanchâtre, ressemblant à la dépouille d'une guêpe desséchée ; huit jours
après, le même phénomène se passa à l'autre oreille. Ces
deux corps étrangers furent placés dans un flacon pour
être conservés dans de l'esprit de vin ; Mme de Miattiff em-
porta ce flacon comme objet de curiosité. Depuis ce mo-
ment-là je ne sache pas que l'ouïe ait faibli un instant.
Voici la lettre qu'elle m'écrivit à cette occasion :

« Monsieur le Docteur,

« J'espère que ma cure, si heureusement commencée
ici, ne tardera pas d'avoir en Russie un résultat définitif
et radical. Grâce à vos soins, je suis à peu près délivrée
d'une surdité qui m'affligeait depuis douze ans. Si vous
le permettez je vous écrirai de Saint-Pétersbourg, et je
serai toujours charmée de recevoir vos bons conseils.

« Paris, ce 15 avril 1843. »

Signé A. L. D. MIATTIFF,

Rue de Rivoli, 24.

L'oreille ainsi affectée ne peut que ralentir ses fonctions, et éprouver par conséquent divers phénomènes que nous venons de signaler ; il ne faut donc pas douter que toutes les fois qu'une cause quelconque vient supprimer sa cire, elle passe à l'état de phlegmasie chronique, et que la caisse du tympan n'en est pas toujours exemptée. Il arrive très-souvent aussi que cette otite chronique est accompagnée de migraine et de sécheresse des membranes de la gorge et nasale ; nous désignons cette dernière affection sous le nom de *coryza sec.* La dysécée compliquée ou non compliquée de cette dernière *maladie* augmente lorsque la température devient froide et humide, parce que la membrane du tympan, dépourvue de cérumen, est relâchée par l'humidité de l'atmosphère, qui ne trouve plus d'obstacle pour arriver jusqu'à elle ; et lorsque l'humidité cesse, elle rentre dans ses fonctions habituelles.

Si on considère le nombre de sourds sous le rapport des diverses causes qui produisent cette infirmité, les quatre cinquièmes le deviennent par l'effet de l'engorgement des glandes cérumineuses, ou bien par l'effet de l'absence de la matière cérumineuse.

Le conduit auditif externe présente deux autres maladies bien connues par leur nature : l'otorrhée et les excroissances polypeuses Cette dernière paraît même être, dans le plus grand nombre de cas, dépendante de la première.

L'*otorrhée* proprement dite est un écoulement chronique du conduit auditif externe ou interne, plus commun chez les enfants que chez les adolescents adultes, et chez les adultes que chez les vieillards. Sur les premiers, elle est presque toujours occasionnée par une disposition au vice scrofuleux, ou du moins est le symptôme d'une affection glandulaire. Il n'est pas rare de la rencontrer chez les enfants atteints de la gourme ou de la teigne. Elle est aussi souvent le résultat d'un abcès, qui a attaqué également le système glandulaire. Dans ce cas, elle présente un caractère tout particulier, étant de nature muqueuse au lieu d'être purulente. C'est la raison pour laquelle elle a été distinguée en purulente et en muqueuse. Cet écoulement, comme le remarque M. Andral, est souvent la terminaison de l'inflammation aiguë de l'oreille, et alors elle reconnaît les mêmes causes que celles qui ont donné naissance à l'otite aiguë. D'autres fois elle n'est liée à aucun symptôme d'affection aiguë, et l'écoulement est le seul phénomène morbide qu'on observe.

L'otorrhée purulente attaque la membrane muqueuse d'une seule ou de deux oreilles, mais plus souvent elle se borne à une.

On a pensé qu'elle avait souvent son siége dans la caisse du tympan, mais on ne trouve dans les livres aucune preuve certaine qui établisse d'une manière positive cette origine.

Nous avons remarqué seulement que cette membrane, ramollie par la présence du pus, avait été décollée dans une partie de ses adhérences osseuses ou bien perforée. La matière passant et repassant à travers cette ouverture de la cavité externe dans la cavité interne, *et vice versâ*, pouvait faire supposer que son principe existait dans la cavité interne.

Il est facile de reconnaître la perforation où le décollement de cette membrane, en faisant moucher la personne. Le mouvement d'expiration qu'elle fait en serrant le nez et en fermant la bouche fait passer l'air par la trompe d'Eustache, d'où il sort sans obstacles par le conduit auditif et y produit en passant une espèce de sifflement, qu'il est très-facile d'entendre et de sentir lorsqu'on porte le doigt sur l'ouverture de l'oreille. Si on approche, pendant tout le temps que dure le passage de cet air, une bougie allumée pres de l'orifice auditif, la flamme est agitée.

Une question fort importante pour la thérapeutique, et que nous avons dû chercher à connaître, était de savoir si la suppuration appartenait réellement à l'oreille interne ou à l'oreille externe.

Pour arriver à cette connaissance, nous commençons d'abord par injecter avec force le conduit auditif externe, à plusieurs reprises et à différentes époques.

Cette opération terminée, nous faisons pratiquer au malade de très-fortes expirations, afin que l'air ayant un libre passage par l'oreille externe, suite du décollement de la membrane du tympan, puisse entraîner devant lui la matière contenue dans la caisse du tambour ; on introduit, après diverses reprises, un petit tampon de coton dans l'oreille, pour s'assurer que la caisse, bien nettoyée, ne contient plus de pus, en faisant continuer aussi les mouvements d'expiration dont nous avons parlé.

Après ces opérations alternatives, nous arrivons facilement à extraire la matière purulente de dedans en dehors.

Le conduit auditif externe et la caisse du tambour étant ainsi nettoyés, nous plaçons un autre tampon de coton bien serré au fond de ce conduit et contre la membrane du tympan, comme moyen obturateur. Nous l'y laissons séjourner pendant environ douze heures, et, le retirant au bout de ce temps, il nous est facile de trouver de quel côté la suppuration a lieu.

Cette expérience ne nous a jamais trompé, et nous a convaincu que la suppuration venait de l'oreille externe, n'ayant pas rencontré de pus à la surface de l'obturateur placé devant ladite membrane.

Nous avons été porté naturellement à conclure, par ce résultat, que les cas où le foyer de cette matière était contenu dans l'oreille interne se présentaient fort rarement, ne l'ayant jamais rencontré dans notre pratique.

Les causes les plus communes de l'otorrhée purulente chez les adultes et chez les vieillards dans tous les âges, sont les tuméfactions inflammatoires qui dégénèrent en abcès, l'introduction des corps étrangers qui peuvent déterminer une inflammation, et les métastases des différentes maladies.

Il n'est pas rare de voir passer cet écoulement de l'enfance à l'adolescence et à l'adulte, et même à la vieillesse. Nous avons souvent été à même d'observer cette otorrhée sur des sujets qui nous ont rapporté en être atteints depuis plus de quarante ans.

L'otorrhée muqueuse a été quelquefois attribuée à la carie des os; mais on ne peut guère l'assurer sans avoir des documents sur l'existence d'une affection osseuse de l'oreille, L'état muqueux, au contraire, indique une maladie du système glandulaire; tandis que quand la suppuration provient des os, la matière est claire et roussâtre. On a vu, dans certains cas, les parois de cette cavité rouges, tuméfiées, couvertes de végétations. Il n'est pas rare encore de rencontrer la membrane du tympan perforée ou déplantée de sa partie osseuse, et la matière se frayer un chemin dans l'oreille moyenne, ainsi que nous venons de le définir dans l'otorrhée purulente.

La présence de cette matière dans les deux cas désignés détruit toujours en partie ou en totalité la sécrétion du cérumen, et, lorsqu'elle se borne au conduit auditif externe, elle ne produit que la dysécée.

Itard a observé que cet écoulement pouvait cesser à certaines époques pour reparaître dans d'autres. En effet, cela a lieu lorsqu'on l'abandonne à lui-même. D'après notre observation, la guérison n'est pas difficile dans ces cas, en la traitant convenablement. Il est excessivement rare que l'otorrhée soit produite par la carie des os.

Nous ne nous étendrons pas davantage sur la description de cette maladie, et nous renvoyons aux auteurs qui l'ont longuement décrite. (Voyez Itard, *Traité des maladies des oreilles*, et le *Dictionnaire des sciences médicales*, vol. XVI, année 1826, page 68, par M. le professeur Andral.)

Les polypes sont des excroissances fongueuses, qui naissent sur la membrane du conduit auditif externe ; ils peuvent être produits par l'otorrhée, ou venir spontanément. On ne les rencontre presque jamais sur la surface de la membrane du tympan. Leur structure est très-molle, c'est ce qui les a fait appeler polypes muqueux. Ils remplissent souvent tout le conduit, dépassent même quelquefois l'orifice auditif, en laissant échapper une humeur visqueuse ou sanguinolente. Leur présence occasionne toujours la dysécée; quand ils ont acquis un certain volume, ils ne tiennent souvent à la paroi de l'oreille que par un pédoncule très-mince, ce qui rend leur extraction assez facile.

Le vice de conformation du conduit auditif externe produit aussi la dysécée. Nous faisons consister ce vice de conformation dans la grande étendue qu'acquiert souvent cette cavité, ou à son étroitesse extréme, surtout à son entrée, qui est quelquefois fermée par le tragus antérieur.

Il serait possible d'expliquer par ce phénomène la surdité prétendue héréditaire.

Les personnes qui ont le conduit auditif externe plus développé que dans l'état normal, peuvent également être atteintes de dysécée, l'oreille s'affectant par la grande quantité de sons qui se ramassent dans cet organe, lesquels finissent par supprimer la matière cérumineuse [1]. La dysécée peut être aussi accidentellement produite par l'introduction des corps étrangers, tels que pois, noyaux de cerises et autres corps quelconques, qui par leur séjour déterminent une phlegmasie ordinairement chronique de la membrane auditive et méme de celle du tympan.

Les bourdonnements, les sifflements, les tintements sont amenés par les causes qui donnent naissance à la surdité. Nous ne parlerons pas ici de la cophose, parce que, d'après nos observations, elle nous paraît toujours être occasionnée par des lésions de l'oreille interne dont il est impossible de juger la nature.

---

[1] On parvient à guérir également cette dysécée, en lui appliquant le traitement de la sécheresse de l'oreille.

MALADIES DE LA MEMBRANE DU TYMPAN.

Fausse membrane que les auteurs ont rencontrée, mais rarement appliquée sur la surface externe de la membrane du tympan.

La membrane du tympan, chez les enfants, d'après la remarque de Leschevin, est quelquefois recouverte, dans sa surface extérieure, d'une fausse membrane, fongueuse, assez épaisse, assez forte pour intercepter l'entendement; suivant ce même auteur, elle tombe, par la suite, en suppuration. Saissy croit que c'est peut-être là le cas du sourd-muet de Chartres, dont parle l'histoire, rapporté dans les Mémoires de l'Académie royale des Sciences de Paris, année 1703, qui recouvra l'ouïe à l'âge de 24 ans, après une suppuration qui s'établit spontanément aux deux oreilles. Riolan fait aussi mention d'un sourd-muet guéri par la perforation de la membrane du tympan, qu'il pratiqua lui-même au moyen d'un cure-oreille. Bouvyare-Desmortiers cite un exemple semblable, qu'il a été à même de voir à Nantes, en l'an VII, sur un homme âgé de 28 ans. Par la même raison, on est porté à croire que le succès obtenu par Itard sur un sourd-muet, qu'il opéra le 2 juillet 1811 en lui perçant le tympan, était dans ce cas là; ainsi que celui présenté par le docteur Deleau. S'il en était autrement, l'un et l'autre n'auraient pas manqué de les faire connaître, etc.

D'après ces exemples, à la vérité excessivement rares, on doit croire à l'existence de cette fausse membrane qui produit toujours une surdité absolue, et que nous n'avons pas encore rencontrée une seule fois dans notre pratique.

Saissy prétend en reconnaître facilement l'existence, quoique collée et appliquée sur celle du tympan. Nous rapportons ici le fruit de son expérience.

« On sait que le fond du conduit auditif est d'un blanc perlé, lisse, et très-sensible au contact de la sonde. On sera sûr qu'aucun obstacle ne manque à la membrane du tympan ; mais s'il paraît rougeâtre, fongueux, peu ou point sensible à la présence de la sonde, on pourra être assuré que la fausse membrane existe ; » et il propose les moyens suivants pour la détruire : « Provoquer la suppuration par des substances âcres, et sa destruction par la cautérisation, au moyen de la pierre infernale. »

Leschevin donne la préférence à ce dernier moyen ; d'autres veulent la perforation, parce qu'elle présente moins de dangers. Portal ne partage pas la même opinion pour reconnaître l'existence de cette membrane ; il n'est pas possible, dit-il, de s'assurer de ce fait dans l'enfance, la suppuration est presque imperceptible ; d'ailleurs, quand elle aurait lieu, le pus se mêlerait au cérumen des oreilles, et il serait fort difficile de la reconnaître ; il faudrait, pour lever tous les doutes qui peuvent naître sur cet objet, que l'enfant ne sortît pas de dessous les yeux du médecin, et que celui-ci examinât le conduit auditif et la nature du cérumen, qui, pendant la suppuration, est altéré dans sa couleur, puant ainsi que ledit conduit ; mais toutes ces observations sont fort difficiles à faire, parce que le nombre des circonstances s'y opposent ; très-souvent il faut attendre un âge très-avancé pour que l'enfant puisse faire apercevoir qu'il est véritablement sourd.

DE L'ÉPAISSISSEMENT DE LA MEMBRANE DU TYMPAN.

L'épaississement de cette cloison est dans tous les cas le résultat d'une désorganisation amenée par une maladie inflammatoire, aiguë ou chronique; elle pourrait fort bien être confondue avec la fausse membrane que nous venons d'examiner plus haut.

L'enfant, dans le sein de sa mère, n'en est pas exempt, alors il vient au monde sourd et muet; cependant, lorsque la cause est légère, il n'en résulte que la fausse membrane. Les auteurs pensent, en outre, que la membrane tympanique, par suite d'altérations accidentelles survenues dans le cours de la vie, peut passer à l'état cartilagineux et même à l'état osseux; Bertholen la dit être assez commune aux acétiques et même à la vieillesse : erreur des plus graves, heureusement pour les sourds. Saissy croit la reconnaître à la surdité plus ou moins forte et au peu de sensibilité qu'elle présente lorsqu'on la touche avec un instrument, etc.

Pour y remédier, Cheseldin et Portal ont proposé la perforation de la membrane du tympan, qu'Astly Cooper hasarda le premier dans d'autres espèces de surdité, puisqu'il propose cette opération lorsque la trompe d'Eustache est obstruée ou imperforée, afin d'assurer une communication au tambour, avec l'air atmosphérique, dans les vibrations de la membrane de la fenêtre ronde, et le jeu de l'étrier, dont la base couvre cette fenêtre; cette théorie paraît fort facile, mais en pratique il est fort difficile de s'assurer de l'existence d'une pareille affection, elle a été presque toujours confondue avec la phlegmasie chronique, qui attaque à la fois l'appareil auditif entier.

DE LA TENSION IMMODÉRÉE DE LA MEMBRANE DU TYMPAN.

On doit entendre, par la tension excessive de cette cloison, celle qui dépasse son état ordinaire; Duvernay et Leschevin pensent que, sous l'influence des fièvres frénétiques, des maux de tête violents, cette membrane est susceptible d'acquérir un degré d'extension plus considérable que dans l'état ordinaire, Saissy affirme que l'inflammation de la région gutturale portée à un haut degré en s'étendant sur la trompe d'Eustache y donne également lieu. L'audition est alors très-exaltée : le moindre bruit fatigue les malades, le vent du nord rend leur position insupportable, et celui du midi au contraire les soulage.

Ces divers symptômes sont encore bien obscurs puisqu'il est impossible d'en découvrir la moindre trace, etc. Mais voici ce qui existe lorsque tout l'appareil auditif est frappé d'un état inflammatoire aigu : cette membrane peut dans ce cas éprouver une aberration assez puissante pour la faire entrer dans une contraction au delà de ses bornes ordinaires; ce phénomène est également amené par la sécheresse du conduit auditif, comme nous l'avons démontré.

RELACHEMENT DE CETTE MEMBRANE.

Il est beaucoup plus facile de reconnaître le relâchement de cette membrane, que sa tension dont il vient d'être parlé. Plusieurs causes peuvent y donner lieu et former ce que les auteurs nomment cul-de-lampe, soit dans le conduit externe soit dans l'interne; l'un et l'autre cas produisent la surdité. Il s'opère dans cette circonstance un refoulement avec convexité à son milieu, plus rare en dedans qu'en dehors; on peut l'attribuer à l'air comprimé et contenu dans la trompe d'Eustache par l'effet des efforts presque continuels que l'on fait en se mouchant, en éternuant ou en soufflant avec effort dans des instruments à vent, etc. : aussi il n'est pas rare de rencontrer des musiciens, jouant ces instruments, atteints de surdité produite par le relâchement de cette cloison.

C'est surtout lorsque l'oreille est affectée d'un catarrhe chronique compliqué d'otorrhée plus ou moins ancienne, que cette membrane est facile à se distendre, étant continuellement imbibée d'une matière puriforme; aussi il n'est pas rare de rencontrer dans ces circonstances la perforation ou le décollement de cette membrane, que l'on ne peut attribuer qu'à cette dernière cause.

La distension en dehors peut également être produite par une cause externe qui, par sa nature, l'altère en dehors. J'ai été consulté il y a quelques années par un négociant de Gènes, qui avait perdu totalement l'ouïe d'une oreille, par l'application d'un fort baiser sur l'ouverture auditive; le vide que l'on produit alors attire fortement cette membrane au point de la luxer. (Luxation de l'oreille moyenne), c'est sans doute ce qui eut lieu chez la personne qui fait le sujet de cette observation; elle m'écrivit à cet effet, j'ignore si elle est guérie. Pour juger de l'existence de la perforation de cette membrane, voy, page 92, article *Perforation*. Plus la convexité est étendue, plus la surdité est grande ; elle se rétablit lors-qu'elle est refoulée en dedans. Voici un exemple qui ne laisse pas d'incertitude, tiré d'une correspondance que j'ai eue avec un jeune homme de Rouen.

« MONSIEUR LE DOCTEUR,

« Depuis l'âge de quatre ans, j'en ai vingt-deux, je suis sourd de l'oreille droite; le battement d'une montre appliqué contre son pavillon n'est pas entendu. Je ne sais à quoi attribuer cette surdité; mes parents me disent bien que dans mon enfance j'ai eu un dépôt à la tête du côté de cette oreille, par le conduit de laquelle l'humeur s'évacuait. Maintenant son conduit extérieur est tout à fait dépourvu de cire; seulement à des intervalles éloi-gnés, il y vient une humeur liquide, noirâtre, de mau-vaise odeur, et lorsque j'introduis un cure-oreille j'y rencontre quelquefois de petites pellicules sèches; enfin il arrive, lorsque je serre le nez et que je ferme la bouche, que ce mouvement produit, en passant par le conduit auditif, une espèce de sifflement dont je sens le vent chaud, lorsque je porte le doigt sur son ouverture; je n'y éprouve ni bruit, ni bourdonnement, ni douleur. Je me consolai de la perte de cette oreille, parce que j'entendais parfaitement bien de la gauche, dont l'ouïe était d'une finesse extrême, et il est probable que si cela eût duré je n'aurais pas aujourd'hui l'honneur de m'adresser à vous, mais malheureusement pour moi il n'en est pas ainsi : depuis trois ans et sans aucune cause détermi-nante, autant que je puis me le rappeler, puisque je n'ai eu aucuns maux ni dans la tête ni ailleurs, j'éprouve dans cette oreille des bruits de toutes sortes, mais plus souvent des sifflements. Peu à peu je me suis aperçu que leur présence altérait sensiblement la bonté de mon ouïe. Cette année l'altération a fait des progrès rapides, puisque j'entends difficilement ce que l'on me dit à voix ordinaire ; mais j'entends le battement d'une montre lorsque je la mets contre l'oreille, mais avec assez de difficulté. Je dois vous dire que, placée ensuite entre mes dents, le battement est bien perçu (les oreilles étant bouchées) ; je dois aussi vous faire observer que depuis les bruits que j'éprouve, le conduit auditif est sec et totalement dépourvu de cire ; j'éprouve, lorsque je fais un mouvement de mâchoire, un clapotement, comme aussi un corps mince et gluant qui se détache de contre quelque chose ; je n'éprouve dans cette oreille aucune douleur. Quant aux moyens que j'ai employés jusqu'à ce jour pour y apporter quelque amélioration, en premier lieu j'ai été conseillé de me purger beaucoup, d'établir un vésicatoire au bras gauche, de me faire des injections avec de l'eau de savon ; on m'a fait mettre ensuite un séton à la nuque. Pour obéir à ces prescriptions, qui m'ont été ordonnées par les sommités de la science médicale de Rouen, je les ai exécutées ponctuellement ; et qu'en est-il résulté de bon pour moi de tout cela ? Rien. Au contraire, il me semble que j'entends plus mal.

« La voie des journaux m'ayant informé de votre brochure à guérir de semblables affections, que l'on peut se procurer chez M. Beauclair, à Rouen, je viens de m'en rendre propriétaire d'un exemplaire. Je dois vous avouer, Monsieur, qu'après l'avoir parcourue elle m'a semblé n'être pas empreinte de ce charlatanisme qui fait le plus souvent le caractère de ces sortes d'ouvrages ; au contraire elle me paraît être le fruit d'une longue expérience et d'un savoir profond : aussi ai-je pleinement confiance en vous; mais avant de suivre les prescriptions qui sont indiquées dans cet ouvrage, je voudrais être muni de vos conseils.

« Veuillez donc, Monsieur, je vous prie, sans bien tarder, me répondre pour m'indiquer la marche que je dois tenir dans cette circonstance.

« *Signé* Léon HOUGUEL, »

22 décembre 1843.

« Boulevard Saint-Hilaire, 5, à Rouen. »

Deuxième lettre du même.

« MONSIEUR LE DOCTEUR,

« Je suis ce jeune homme qui vint vous voir au mois de janvier dernier. Je commençais alors à concevoir beaucoup d'espoir et à croire que mon chagrin allait enfin avoir une fin ; et cela comme je vous le dis à cette époque je m'apercevais d'un commencement de guérison notable à l'oreille gauche dont j'étais sourd depuis vingt ans ; mais hélas ! quelques jours après vous avoir vu, toute ma joie s'évanouit, cette oreille était retombée dans son état primitif. Depuis ce temps j'y éprouve des variations singulières ; quelquefois pendant deux jours et deux nuits consécutifs j'entends passablement bien, puis je suis après pendant plusieurs jours sans rien entendre. La bonté de l'ouïe revient souvent aussitôt que je fais des injections ; quelquefois j'entends bien, deux heures après, puis un petit bruit clapotissant se fait entendre dans mon oreille, tout est fini je redeviens sourd.

Ne pouvant résister aux angoisses que ces changements me font éprouver, je viens vous supplier, Monsieur, après avoir bien réfléchi sur ces circonstances que

je viens de vous expliquer, de bien vouloir me dire, si
cela vous est possible, à quoi on peut les attribuer, si je
puis toujours conserver l'espoir d'un rétablissement
complet. Je dois vous faire observer en outre que presque chaque jour je retire avec mon cure-oreille des ordures ressemblant à du charbon broyé, au milieu duquel
on trouve de la peau morte ; serait-ce ces ordures qui,
par intervalles, boucheraient le conduit ? j'ai cru aujour-
d'hui que j'allais mieux entendre parce que je sentais
que mon cure-oreille en amenait qui étaient en bloc, mais
lorsque je les ai eu retirées je n'entendais pas mieux. Je
vous envoie ce qui est venu afin que vous l'examiniez ;
l'oreille suppure toujours un peu. Expliquez-moi, je
vous en conjure, pourquoi j'entends bien dans certains
jours, et pourquoi dans d'autres je n'entends pas ; ceci
me préoccupe tant, que je m'aperçois que je répète ce
que je viens de dire, etc.

« Léon HOUGUEL. »

Rouen, 18 avril 1844.

Troisième lettre du même.

« MONSIEUR,

« J'ai jusqu'à présent attendu à vous faire part de l'état
de ma position, parce que je voulais voir avant si ce phénomène que je vais vous signaler cesserait ; ne voyant
pas aucun changement survenir, je viens vous prier de
bien vouloir me dire le plus promptement qu'il vous sera
possible, d'où peut venir ce qui occasionne ceci. Il y a
cinq mois j'ai retiré de l'oreille un corps à moitié durci
et formé de différentes matières blanches, jaunes, noires,
grises ; je n'ai pas eu aussitôt ôté ce corps qui était assez
profondément dans l'oreille, que le commencement de

guérison dont je vous ai entretenu et vous avez été té-
moin lorsque j'eus l'honneur de venir vous voir, a disparu. Pendant plus de huit jours il en a été ainsi, et il en
aurait été de même je crois toujours si le hasard, ou
plutôt la Providence n'avait guidé ma main. Un soir que
désespéré je cherchais tous les moyens de pouvoir ra-
mener le commencement de guérison, dont la disparition
avait été un coup de foudre pour moi, j'introduisis ma-
chinalement un petit tampon de coton, imbibé d'huile
acoustique, dans le fond de mon oreille, aussitôt il se fit
un petit bruit semblable au cliquetis d'un pistolet qu'on
arme, et, à ma joie indéfinissable, je vis renaître ce même
commencement de guérison; depuis ce temps je fais
usage du même moyen et j'entends convenablement; tous
les huit jours je remplace par un petit tampon de coton
neuf l'ancien qui est tout imbibé d'une humeur blanche
qui me semble venir, non pas du fond de l'oreille, mais
de la paroi supérieure; sitôt que je retire cet ancien
tampon il se fait le même bruit dont je viens de vous
parler, quelque chose comme une petite plaque qui
boucherait une ouverture semble se former, et je n'entends plus du tout. Je le remplace; aussitôt ce bruit se
fait de nouveau entendre comme si cette même petite
plaque se rouvrait, et je suis rendu à ma légère joie.
D'où cela peut provenir, vous seul pouvez l'expliquer et
y apporter remède. J'attends votre réponse; dans cette
attente...

« Signé HOUGUEL. »

Rouen, 10 août 1844.

J'ai dû rapporter un exemple de cette nature qui ne
laisse aucun doute sur le relâchement de la membrane du

tympan, dont la convexité s'opère toujours en dehors. Le seul moyen à employer dans ce cas, c'est 1° de se rendre maître de l'écoulement (voyez le *Traitement de l'Otor-rhée*), 2° de maintenir la membrane refoulée au moyen d'un tampon de coton entouré de cire, et percé au milieu afin de laisser passer avec liberté les sons extérieurs; par ce moyen on parvient souvent à guérir ce genre de surdité.

PERFORATION DE LA MEMBRANE DU TYMPAN.

La membrane du tympan peut être perforée par des corps solides ou pointus, poussés avec violence dans le fond du conduit auditif externe. L'air introduit avec trop de force dans la trompe d'Eustache, soit par l'action de se moucher, soit par celle d'éternuer, peut aussi être cause de cette lésion. L'atmosphère divisée avec violence par une explosion quelconque a amené aussi dans plusieurs occasions la rupture de cette membrane. On en remarque des exemples fréquents sur des artilleurs, et principalement sur les marins servant l'artillerie à bord.

DE LA SURDITÉ AYANT POUR CAUSE LES MALADIES DE L'OREILLE INTERNE.

Les partisans du système Guyot, Dastly et Cooper, regardent comme une des plus fréquentes causes de la surdité l'accumulation des différents fluides dans la caisse du tympan. Au premier abord cette opinion paraîtrait admissible; mais lorsqu'on réfléchit sur les diverses fonctions organiques des êtres animés, on ne peut admettre ce système que dans quelques cas particuliers qui se rattachent aux maladies de cette cavité, ou bien à celles de la trompe d'Eustache.

Pour ce qui est relatif à l'accumulation et au durcissement des mucosités provenant de la sécrétion de la membrane muqueuse gutturale, ou de celle de la trompe d'Eustache, nous les regardons comme ne pouvant avoir lieu, parce que les mucosités provenant de la gorge sont trop tenaces pour pouvoir s'épancher spontanément dans la caisse de l'oreille par la voie du canal d'Eustache; et lors même qu'elles seraient en position d'y arriver avec facilité, cet épanchement serait impossible, la membrane qui tapisse la trompe d'Eustache étant contractile; tout en excrétant au dehors, la mince quantité de mucosités oppose assez de résistance pour ne pas livrer passage aux liquides qui, résultant de la sécrétion de la région gutturale, tendraient à s'y introduire. La nature, qui en outre a tout prévu, débarrasse continuellement la gorge et les fosses nasales de la présence de ces humeurs, par la force d'une colonne d'air provenant du poumon qui les excrète au dehors; et lorsqu'elles occasionnent une irritation aux membranes muqueuses sur lesquelles elles sont placées, elles provoquent ou l'éternument, ou le besoin de se moucher, ou celui de cracher. Aussi observe-t-on chez les êtres hors d'état de remplir ces fonctions (les enfants par exemple, et même quelques animaux) que cette sécrétion s'écoule naturellement par les narines.

Cette théorie ne pourrait être fausse, ou, s'il en était autrement, tous les êtres créés susceptibles de l'audition seraient sourds.

Saissy n'avait donc pas réfléchi sur l'état physiologique

des fonctions des membranes muqueuses, lorsqu'il s'exprimait ainsi : « On sait que dans les premiers âges de la vie,
« l'humeur muqueuse prédomine sur toutes les autres
« humeurs ; les rhumes, les angines catarrhales, les ca-
« tarrhes auriculaires tourmentent la plupart des en-
« fants. A un âge si tendre, on ne peut, on ne sait pas
« cracher ; les glaires de l'arrière-bouche des fosses na-
« sales, sécrétées en abondance, s'amassent autour et
« dans le pavillon de la trompe d'Eustache et l'ob-
« struent ; de là stase des mucosités dans la caisse du
« tambour, dans les cellules mastoïdiennes, et si la par-
« tie la plus ténue de ces humeurs est résorbée, la plus
« grossière se concrétera et occasionnera la surdité. »

Il appuyait cette opinion sur celle des anciens qui disaient : « *Surditas genita a crassis et pituitosis humoribus*
« *internam auris partem occupantibus immedicabilis est,*
« *si sit inveterata. Inveterata dicitur quæ excessit duos*
« *annos ; tam longo enim tempore imbibitur in illis parti-*
« *bus humor, ita induruit, ut vix imo nunquam possit*
« *emolliri et discuti.* »

Ayant établi plus irrévocablement l'impossibilité de l'accumulation du fluide muqueux provenant de l'arrière-bouche dans l'oreille interne, les cas de surdité attribués à l'altération de cette partie de l'organe de l'audition deviendront bien plus rares.

Les maladies inflammatoires de la caisse du tympan ou de la trompe d'Eustache, connues sous le nom d'otite interne aiguë, se terminant par la suppuration, peuvent donner seules naissance à un épanchement de sérosité purulente dans cette cavité, dont la partie la plus subtile, se trouvant absorbée avec le temps, finit par former un

résidu qui devient un corps solide et occasionne la
surdité.

L'épanchement peut aussi être attribué à une exsudation provenant d'une carie de la partie osseuse que forme
cette cavité. Il arrive quelquefois, à la suite de coups ou
chutes sur la tête, que le sang s'épanche dans l'oreille
interne, et que sa présence occasionne également la
surdité.

Le diagnostic de ces affections différentes ne peut
donc s'établir qu'en remontant aux circonstances commémoratives des maladies qui ont attaqué l'appareil auditif interne.

DE L'INFLAMMATION AIGUE DE L'OREILLE INTERNE.

Lorsque l'inflammation présente un caractère aigu, la
douleur se fait ressentir particulièrement au fond du
conduit auditif externe; elle correspond aussi à la région
gutturale. On éprouve de la difficulté à tourner la tête
dans un sens quelconque. La surdité est presque toujours complète, et accompagnée de tintements, bourdonnements, sifflements, ainsi que de douleurs locales
permanentes qui s'étendent dans la tête et à l'oreille externe.

Lorsque cette inflammation est portée à un très-haut
degré, la membrane qui tapisse le conduit auditif externe
est également atteinte, et la sécrétion du cérumen sus-
pendue ou très-abondante, et dépourvue de tout élément
élastique.

Cette maladie a été décrite sous le nom d'otite aiguë;
elle se termine rarement par la résolution, mais bien par

la suppuration, et même quelquefois par la mort. Il est rare qu'elle attaque les deux oreilles en même temps. On a observé, particulièrement chez les enfants, que lorsqu'elle prend le caractère bénin, la dysécée en est ordinairement la suite. Si au contraire elle devient intense, elle occasionne la surdité complète, et si elle a lieu sur des enfants en bas âge la surdité-mutité s'ensuit.

Quand la tumeur inflammatoire vient à s'abcéder dans l'oreille interne, toute cette cavité se trouve remplie à l'instant même de matière, qui ne tarde pas à tomber dans la gorge, en sortant par l'orifice de la trompe d'Eustache; le malade éprouve presque aussitôt un sentiment qui l'oblige à cracher, le pus s'écoule en abondance et tombe souvent par les narines.

On remarque aussi, mais rarement, que ces abcès se développent dans les cellules mastoïdes; dans ce cas, la tumeur ne s'ouvre pas toujours dans l'oreille interne, et alors la matière purulente qu'elle contient se fraie un chemin fistuleux à travers la partie osseuse, pour venir s'épancher sous les téguments et près du cartilage postérieur du pavillon auriculaire.

Dans d'autres circonstances, la tumeur inflammatoire s'étend dans la caisse du tympan à un haut degré, et refoule la membrane de ce nom dans l'orifice auditif externe, au point de la faire éclater ou décoller de dessus sa partie osseuse; alors le pus s'écoule en dehors, et les douleurs aiguës disparaissent presque aussitôt; et si l'appareil auditif interne n'a pas été désorganisé par l'inflammation, l'ouïe se rétablit, mais jusqu'à un certain degré.

Si l'accumulation du pus dans l'oreille interne occasionnait des douleurs trop fortes au malade, c'est, sui-

vant notre opinion, le cas de pratiquer la perforation de
la membrane du tympan, proposée par Cooper.

Il est rare qu'on ne conserve pas après cette affection
une phlegmasie chronique de la membrane qui tapisse le
tympan, et que nous croyons pouvoir désigner sous le
nom de tympanite.

Relativement aux maladies dont est susceptible le labyrinthe, il est impossible à un auteur d'en établir la
nature, ni même l'existence; dans tous les cas, lorsque cette partie de l'oreille est atteinte d'une affection
quelconque, il n'y a pas de médications assez puissantes
pour la détruire.

L'autopsie a établi quelquefois des caries dans la partie
osseuse du labyrinthe, qu'on a attribuées soit à un vice
scrofuleux, soit à un vice syphilitique, etc.

DE LA PARALYSIE DU NERF ACOUSTIQUE.

Malgré tout ce qu'on a dit sur la paralysie du nerf
acoustique, il est impossible de pouvoir diagnostiquer
d'une manière positive sur son existence dans le cours
de la vie. Brown prétendait que la paralysie de ce nerf
était produite par excès d'irritabilité; il la désignait sous
le nom de sthénique ou d'asthénique.

Grapengiesser distinguait la première à ce que le malade entendait mieux lorsqu'on lui parlait doucement et
près de l'oreille, que lorsqu'on lui parlait très-haut et
dans un porte-voix, ou dans l'état de repos plutôt que
dans l'exercice.

« D'après cet auteur, les phénomènes suivants signa-
« lent la dernière époque de paralysie. La surdité aug-

« mente ou diminue selon les différents états de la santé
« et de l'excitation du malade ; après le changement de
« température. Il entend mieux lorsqu'il se porte bien et
« qu'il se sent fort après le repas ; après avoir bu du vin,
« ou après un certain exercice ; lorsqu'il a de la joie que
« lorsqu'il est triste ; quand le temps est sec et le baro-
« mètre haut, que pendant que le temps est humide et le
« baromètre bas. Il entend mieux le soir que le matin,
« après le sommeil ; moins bien lorsqu'il a passé une nuit
« agitée, etc.

« Il entend mieux enfin et plus distinctement lorsqu'il
« est au milieu du bruit et même d'un bruit violent,
« comme celui du canon, que quand le silence règne au-
« tour de lui. »

A notre avis Brown et Grapengiesser, ainsi que les auteurs médecins qui ont admis cette opinion, étaient
entièrement dans l'erreur. Ces phénomènes que nous
avons cités, que Willis a observés aussi, et auxquels il a
donné le nom de paracousie, sont amenés par la sécheresse qui tapisse l'appareil auditif, et non par la paralysie
du nerf acoustique.

Cooper avait également observé le défaut de sécrétion
du cérumen dans les surdités commençantes.

Nous ne pouvons donc attribuer l'asthénie et la sthé-
nie de Brown, qu'à l'altération simple ou compliquée du
conduit auditif externe. Nous sommes d'autant plus fondé
à émettre une semblable opinion, qu'elle repose sur des
faits de guérison incontestables que nous obtenons continuellement par la reproduction de la matière cérumineuse qui avait disparu du conduit auditif, chez les personnes éprouvant les symptômes déjà cités par Brown,

étc. Nous concluons par exprimer que si cette espèce de surdité était produite par une paralysie du nerf acousti-que, les moyens que nous employons auraient été sans résultat.

MALADIES DE LA TROMPE D'EUSTACHE

L'oblitération de la trompe d'Eustache, et son absence par vice de conformation ; sont deux maladies au-dessus des ressources de l'art ; cependant on a proposé, pour remédier à la surdité qui en résulte ; de rétablir la com-munication de l'air extérieur avec celui de la caisse du tympan , en perçant cette membrane ou en pratiquant, à la portion mastoïdiennne du temporal, une ouverture qui pénètre dans ces cellules. Nous avons déjà dit que Coo-per était le premier qui avait tenté la perforation de la membrane du tympan ; nous ne reviendrons pas sur ce chapitre. Il est souvent fort difficile de reconnaître l'obli-tération de la trompe, on n'a que la sonde pour s'en assu-rer ; mais il arrive aussi quelquefois qu'il est impossible de pratiquer cette opération , les malades ne pouvant ou ne voulant pas s'y soumettre ; on ne peut supposer l'oc-clusion de la trompe, qu'après être remonté aux circon-stances des maladies qui ont précédé la surdité: c'est seulement alors qu'on doit se décider à passer une alga-lie dans les narines pour la faire arriver à l'orifice de la trompe, placé derrière le méat postérieur des fosses nasales. Lorsque le pavillon de la sonde entre sans diffi-culté, il n'existe pas d'occlusion ; on peut même alors y faire quelques injections avec de l'eau tiède ; aussitôt que le liquide arrive dans la caisse, sa présence y occasionne une légère chaleur qui se fait ressentir sur la membrane du tympan, à moins que cette cavité ne soit totalement fermée au point de ne pas laisser un léger intervalle pour le passage du liquide introduit.

La trompe d'Eustache est encore sujette à être obstruée par un dépôt de mucus épaissi ou durci, placé sur son orifice en forme d'obturateur, ou par le développement d'une tumeur qui comprime cette ouverture, ainsi que par la présence d'un polype qui la bouche entièrement.

C'est sans doute le cas, dans lequel se trouvait Guyot, qui parvint à se guérir en faisant par hasard des lotions à la gorge, croyant faire des injections à l'oreille interne, lieu où il supposait l'existence de sa maladie.

L'inflammation de la trompe d'Eustache peut être aiguë ou chronique. Dans les deux cas, on ne doit pas supposer qu'elle se borne à la membrane muqueuse de ce conduit. Elle s'étend nécessairement sur les membranes de tout l'appareil auditif interne, et est tout à fait indépendante de l'otite dont nous avons parlé.

DE LA PHLEGMASIE CHRONIQUE DE L'OREILLE INTERNE.

Nous sommes le premier qui ayons fait mention de cette maladie, laquelle, suivant notre observation, se présente assez souvent. Elle est ordinairement caractérisée par un coryza sec et continuel, par la perte de l'odorat, par la dysécée et par la sécheresse du conduit auditif. Elle peut être l'effet des phlegmasies chroniques, des viscères abdominaux, et est désignée sous le nom de gastrite; lorsqu'elle est ancienne, on rend peu de mucosités par le nez, mais il s'en écoule un liquide séreux en petite quantité. Les malades ressentent des maux de tête continuels ou périodiques, connus sous le nom de migraine. Ils éprouvent de la fatigue, de la mélancolie, et sont sujets à des impatiences : en un mot, cette affection agit et sur le moral et sur le physique.

Cette phlegmasie reconnaît aussi pour cause la syphilis mal traitée, la rétropulsion des maladies de la peau, quelle qu'en soit la nature, les constipations opiniâtres, le flux hémorroïdal, les peines d'esprit, la transpiration subitement arrêtée, enfin toutes les causes déjà décrites dans la phlegmasie chronique de l'oreille externe.

Les auteurs font aussi mention des désordres occasionnés dans la caisse du tympan par différentes maladies qui déterminent l'ankylose des osselets, observée par Ruysch, et l'épaississement de la membrane du tympan.

Nous ne pensons pas, d'après la texture anatomique de la membrane du tympan, que son épaississement puisse avoir lieu, mais que la membrane muqueuse, qui se réfléchit sur elle dans sa face interne, lorsqu'elle est frappée de la phlegmasie chronique dont nous avons déjà parlé, s'épaissit, et, confondue avec cette membrane, aura été prise pour elle par les observateurs.

On a en outre parlé des rhumatismes de l'oreille interne. Nous n'entrerons pas dans des détails sur cette maladie, laquelle, suivant nous, ne doit pas être séparée des phlegmasies dont il a été déjà question.

D'après ce qui vient d'être défini, il résulte de nos nombreuses observations que la surdité, incomplète dans le plus grand nombre de cas, peut être l'effet d'une altération du conduit auditif externe et interne en même temps.

Il est facile de reconnaître l'altération de l'oreille externe, à l'état physique de cette cavité.

Mais on ne peut porter un diagnostic aussi certain sur l'existence de l'altération de l'oreille interne, qu'après avoir trouvé l'externe dans son état normal, et encore faut-il faire des recherches pour découvrir la nature, et le siége qu'elle peut occuper dans telle ou telle partie de l'organe de l'audition. Par exemple, en remontant aux circonstances commémoratives des maladies auxquelles la personne a été en proie, avant le développement de la surdité, si on découvre qu'elle a été sujette à des affections inflammatoires de la gorge, d'otite interne, de tumeurs qui se seraient abcédées vers l'orifice de la trompe d'Eustache, ou bien si la surdité s'est déclarée à la suite de fortes percussions sur la tête, on pourra conserver des craintes sur l'existence de la cause dans l'oreille interne. Mais il est arrivé souvent que les causes sus-énoncées sont d'une nature assez légère pour ne produire que la dysécée, qui devient alors facile à guérir par un traitement dirigé dans le conduit auditif externe, tandis que, dans la cophose, il est difficile de diagnostiquer et de pronostiquer d'une manière aussi positive, etc. Quoi qu'il en soit, lorsque nous avons quelques documents qui peuvent nous faire supposer que l'oreille interne est malade, nous cherchons à nous éclairer de toutes les manières. Aussi nous sommes-nous attaché à des moyens propres à faire connaître dans quel état pouvait se trouver le nerf acoustique, ou toute autre partie intérieure destinée à l'acte de l'audition.

Lorsque, par exemple, une surdité se développe pendant le cours de la phlegmasie chronique de la membrane nasale que nous avons décrite, et qu'en même temps le conduit auriculaire externe se trouve dans l'état normal, nous supposons que la phlegmasie attaque tout l'appareil auditif.

Pour arriver à un résultat plus positif dans la différence de ces surdités, nous avons pensé qu'une montre, dont le mouvement serait d'une force ordinaire, remplirait le but que nous nous étions proposé. Nous la plaçons entre les dents de la personne sourde, les deux oreilles étant bouchées au dehors. Si le son du balancier est bien perçu des deux côtés, nous établissons que l'appareil auditif interne n'est pas malade, tandis qu'il l'est dans le cas contraire. Lorsque nous l'appliquons ensuite sur le pavillon de l'oreille externe, et que le battement n'est pas entendu, ou l'est faiblement, nous sommes encore plus certain que l'oreille externe est la plus affectée. Lorsque la surdité se borne à une seule oreille, l'expérience est la même et produit un semblable résultat du côté affecté; etc. Ce procédé nous paraît concluant, pour ne traiter alors que l'oreille externe, lorsque la montre est bien entendue en dedans. Mais il arrive souvent, surtout chez les personnes âgées, qu'il nous est de toute impossibilité de faire cette expérience, parce qu'elles n'ont pas les mâchoires suffisamment garnies de dents, et que les sons ne sont transmis à l'oreille que par les sensations des nerfs dentaires. Dans cette position, nous avons dû juger de leur état par le simple examen du conduit auditif externe.

OBSERVATIONS.

Les personnes qui ont étudié l'histoire de la médecine savent que le célèbre Stahl donna une forte impulsion au progrès de l'enseignement médical ; aussi reconnaissait-il la nécessité de faire une grande réforme dans la thérapeutique, quand il écrivait : « Je voudrais qu'une main habile entreprît de nettoyer cette étable d'Augias. » Depuis cette époque, la science s'est enrichie par de nouvelles découvertes, et la thérapeutique a été réformée et presque renfermée dans les bornes qui lui sont naturelles, grâce aux immenses travaux de nos célèbres Desbois, Alibert, et de M. Barbier d'Amiens, etc., etc.

La nature des maladies de l'oreille étant restée, comme nous l'avons déjà dit plusieurs fois, dans la plus grande obscurité, il n'est pas étonnant que les moyens employés jusqu'à présent n'aient été que rarement suivis de succès.

En effet, peut-on espérer de guérir une personne atteinte de surdité, si la cause de la maladie existe dans l'oreille externe, et que l'on attribue cette cause à l'oreille interne ? En croyant y appliquer le traitement convenable, on commet une grave erreur.

Les humoristes mixtes n'ayant pas grande confiance à la pratique de Cooper et de Guyot, dont nous avons déjà parlé, ont maintenu, dans la thérapeutique de l'oreille, les purgatifs, les vésicatoires, les sétons, les cautères, et enfin les ventouses. Tous ces moyens ayant échoué, les médecins amis de l'humanité avaient dit avec raison que cette partie de la médecine avait besoin d'être éclairée, et se sont bornés à livrer, dans le plus grand nombre de cas, la guérison de la surdité aux seuls efforts de la nature.

La nouvelle méthode que nous avons adoptée dans l'étude des maladies de l'oreille nous ayant paru, d'après nos observations et le grand nombre de guérisons que nous avons obtenues, devoir être couronnée de succès, nous a mis à même de juger l'insuffisance de la médication dont il vient d'être question, et que la médecine ordinaire a toujours mise en usage jusqu'à présent sans succès.

Aussi proscrivons-nous la plupart de ces exutoires dans notre traitement. Nous conservons seulement l'emploi du vésicatoire, dans le cas de surdité occasionnée par une inflammation aiguë, ou dans l'otorrhée simple, ou symptomatique.

Nous allons nous occuper maintenant de décrire les traitements qui nous semblent convenables aux diverses espèces de surdité, en les appuyant sur des faits authentiques, que nous jugeons indispensable de faire connaître afin d'établir les preuves nécessaires des études et des recherches auxquelles un travail opiniâtre et l'amour de la science nous font livrer depuis tant d'années, dans l'intérêt de la société.

Nous divisons ces traitements en externe et en interne.

DU TRAITEMENT DE L'OTITE AIGUË.

Il arrive très-souvent qu'un état inflammatoire attaque ou une ou les deux oreilles ; cette affection est désignée sous le nom d'otite aiguë (Voyez page 65). En prin-

cipe, il est reconnu qu'on doit la traiter par les antiphlogistiques, employés comme il suit :

Lorsqu'on est appelé à temps, il faut chercher par le
moyen des saignées locales (sangsues) à opérer la résolution. Si ce moyen ne réussit pas, amener la tumeur à
l'état de suppuration, en appliquant les émollients sur le
pavillon de l'oreille, et les injections de mauve ou de guimauve dans le conduit auditif.

En guérissant les affections inflammatoires, il est rare,
si elle a été bien soignée, que la surdité ne disparaisse
pas avec cette affection, à moins qu'il n'y ait eu désorganisation de la membrane qui tapisse le conduit auditif ou
des glandes cérumineuses.

Une douzaine de jours environ de ce traitement suf-
fisent pour guérir radicalement cette espèce de surdité.
Nous n'avons pas eu occasion de l'observer, compliquée de désorganisation de la membrane du conduit auditif, ni de celle des glandes cérumineuses, mais que
nous croyons néanmoins pouvoir exister dans quelques
cas. Nous avons été à même d'observer nombre de fois
des phlegmasies chroniques du conduit auditif externe,
provenant de cette otite aiguë, qui laissent souvent cette
cavité complétement sèche.

TRAITEMENT DE L'ENGORGEMENT CHRONIQUE DES GLANDES CÉRUMINEUSES.

Cette affection, comme nous l'avons démontré dans
la description que nous en avons déjà faite, et que l'on
reconnaît à un cérumen de mauvaise nature, cède toujours au traitement suivant, que, d'après nous, il est nécessaire d'appliquer toutes les fois qu'on est à même de

l'observer. Il consiste à panser le conduit auditif de la manière suivante :

Le soir étant couché sur le côté, on fera introduire dans l'oreille malade huit à dix gouttes d'huile acoustique et propre à cet usage [1]; on fermera ensuite l'orifice de cette oreille avec un tampon de coton bien comprimé pour qu'il puisse produire l'effet d'un bouchon. Le malade restera le plus de temps qu'il lui sera possible dans cette position.

Le lendemain, en se levant, on fera faire, dans le conduit, une douzaine d'injections coup sur coup, très-légèrement, à l'aide d'une petite seringue (fleur de guimauve, ou graine de lin, claire et tiède); on fera essuyer ensuite l'orifice avec un linge fin ou du coton sec.

S'il est loisible à la personne malade de rester chez elle, placer dans ce même conduit un peu de coton roulé en forme de mèche imbibée d'huile acoustique, en ayant soin que cette mèche pénètre au fond du canal, qui a environ un pouce de profondeur; laisser cette mèche à demeure toute la journée, et le soir renouveler le pansement comme la veille. Il est à observer que si l'on était obligé pendant ce traitement de sortir de chez soi pour vaquer à ses affaires, il serait inutile d'introduire dans l'oreille la mèche de coton imbibée de ladite huile, et qui doit aller au fond du canal; mais seulement il serait nécessaire de boucher le conduit auditif avec un petit tampon de coton pour le garantir de l'impression de l'air.

[1] Aussi j'affirme n'avoir jamais eu aucune relation avec la Pharmacie ouverte depuis quelque temps rue Jacob, n° 6. Le propriétaire de cet établissement n'ayant pas mis devant sa porte son nom, pour éviter toute confusion, je prie mes clients de ne pas me confondre avec lui.

Telle est la marche à suivre pendant la durée du traitement. Il est quelques personnes irritables, et qui supportent avec peine les injections ; elles peuvent être remplacées par le lavage suivant : (Se coucher comme pour le pansement, et remplir le conduit auditif, à plusieurs reprises, avec le liquide destiné aux injections, et promener ensuite dans toute l'étendue de ce conduit un petit pinceau en cheveux, destiné à balayer l'oreille.)

Lorsqu'une oreille est seule affectée, il faut la traiter pendant huit jours de suite, et la laisser en repos huit autres jours ; recommencer après le traitement, et alterner ainsi de huit jours en huit jours.

La même méthode doit être suivie en cas d'affection des deux oreilles. Seulement, lorsqu'une oreille aura été pansée pendant huit jours, on la laissera reposer pour s'occuper de l'autre, et l'on continuera ainsi pendant toute la durée de la maladie.

Nous allons présenter plusieurs exemples de guérison de la surdité occasionnée par l'altération du cérumen, et nous choisissons de préférence plusieurs de ces exemples dans la localité que nous habitons (Vaugirard).

OBSERVATIONS FAITES CHEZ LES ENFANTS.

La petite Lerricollet, âgée de onze ans, demeurant rue Blomet, n. 56, chez ses parents (blanchisseurs), avait éprouvé, depuis quatre ans environ, les premiers symptômes de la surdité.

Cette enfant, dont la dentition avait été très-difficile à se développer, avait également eu plusieurs inflammations du bas-ventre à différentes époques ; la surdité ayant considérablement augmenté au mois de mars de l'année dernière, je fus appelé par les parents.

La matière cérumineuse renfermée dans le conduit auditif des deux oreilles était assez abondante, mais d'une couleur noirâtre, ne filant nullement lorsqu'on la déprimait. Je fus à même de porter de suite mon diagnostic, attribuant l'état de cette matière à l'engorgement des glandes qui la sécrètent.

Elle fut soumise au traitement fait avec l'huile acoustique, que nous avons décrit plus haut. Deux mois et demi ont suffi pour opérer sa guérison complète.

Le conduit auditif, visité après cette guérison, nous a présenté une matière d'un jaune pâle et élastique, telle que nous la décrivons dans l'état normal.

Autre. La petite Laumonnier, âgée de dix ans, demeurant à Vaugirard, rue Groult-d'Arcy, n. 18 ou 20, chez ses parents (menuisiers), ayant été soumise dans son enfance à différentes phlegmasies des viscères abdominaux, par l'effet de la dentition, devint graduellement sourde. Les parents consultèrent leur médecin, qui ordonna l'application d'un vésicatoire au cou. N'ayant pas confiance en ce moyen, ils consultèrent d'autres médecins à Paris, qui ordonnèrent la même prescription.

Cet avis n'ayant pas satisfait, on amena l'enfant à ma consultation.

Le conduit auditif examiné me présenta un cérumen de même nature que celui dont j'ai rendu compte dans le cas précédent. Je proscrivis l'emploi du vésicatoire, et prescrivis simplement l'usage de l'huile acoustique et des injections.

La guérison fut parfaite au bout de trois mois, et le

conduit auditif visité quelque temps après cette guérison, me présenta un cérumen tout à fait normal.

Autre. L'enfant Masson, âgé de onze ans (ses pères et mères blanchisseurs à Vanves), en pension à l'institution Maniette, Grande-Rue à Vaugirard, introduisit, il y a quatre ou cinq ans, un noyau de cerise dans l'une de ses oreilles; il devint sourd, et, n'avouant pas à ses parents cette circonstance, conserva ce corps étranger dans le conduit auriculaire. Les parents, dans leur ignorance, le laissèrent ainsi; la surdité augmenta graduellement et finit par s'étendre aux deux oreilles : il est à remarquer que l'oreille opposée à celle qui renfermait le noyau devint plus sourde.

Il fut placé en cet état dans la pension Maniette. En qualité de médecin de cet établissement, le directeur, après avoir pris l'avis des père et mère, me fit appeler pour traiter cet enfant. Le conduit auditif des deux oreilles renfermait une grande quantité de cérumen; on ne soupçonnait pas l'existence d'un corps étranger dans une d'elles, recouverte dans tous les sens par cette matière entièrement anormale, d'une couleur noirâtre et dépourvue d'élasticité.

Je soumis ce petit sourd au même traitement que Lericollet et Laumonnier cités plus haut. Au bout de quinze jours, le noyau fut excrété au moyen des injections, mais la surdité resta la même; ce ne fut qu'au bout de trois mois de traitement qu'il recouvra l'ouïe dans toute sa perfection. Aujourd'hui ses oreilles contiennent une matière d'un jaune clair, gluante. Jouissant enfin de toutes ses propriétés normales, j'ai occasion de le voir souvent, il ne paraît pas devoir craindre une récidive.

Le jeune Sénéchal, restant à la fabrique mécanique de M. Perrot, rue de Sèvres, n° 68, était également atteint, depuis quatre ou cinq ans, de dysécée des deux oreilles, augmentant tous les jours, au point d'interrompre ses études; je fus également consulté. Soumis au traitement avec l'huile acoustique et les injections, au bout de six semaines la surdité paraissait avoir disparu. L'enfant, contre mon gré, ne voulut plus continuer ce traitement; mais un mois environ après, la surdité devint plus intense qu'auparavant. Il fut donc contraint de le recommencer de nouveau, et le continua pendant quatre mois consécutifs ; il est aujourd'hui parfaitement rétabli; le conduit auditif présente un cérumen tout à fait normal.

Autre. Le fils de M. Bodin, propriétaire, rue Blomet, n° 64, à Vaugirard, fut frappé tout à coup d'une surdité presque complète, accompagnée de bourdonnements, de sifflements, etc. Après avoir employé sans succès divers moyens, il vint me trouver; c'était le quatrième mois après l'invasion de la surdité; il ne savait à quelle cause attribuer son infirmité, n'ayant jamais eu de douleurs aux oreilles. Examinées avec attention, elles étaient remplies d'un cérumen liquide d'une couleur grisâtre, non gluant. Une montre appliquée sur le pavillon de l'oreille, des deux côtés, était à peine entendue; placée en outre entre les dents, le son du mouvement était bien perçu. J'en conclus que l'oreille interne était tout à fait saine; je le soumis au traitement acoustique comme les autres sus-énoncés, au bout de deux mois, la matière cérumineuse qu'on rencontrait dans les deux oreilles était dans l'état normal, et la guérison fut radicale. Voilà deux ans passés que le traitement a eu lieu, et depuis cette époque, pas le moindre symptôme de surdité ni de bourdonnement ne s'est représenté.

ADOLESCENTS ADULTES OU VIEILLARDS ATTEINTS DE LA MÊME ESPÈCE DE SURDITÉ.

Autre. Madame Noblet, âgée de trente-huit ans, Grande-Rue de Sèvres, 146, à Vaugirard, éprouvait depuis environ douze ans des symptômes de surdité périodique d'une seule oreille, et se plaignait en même temps d'un bourdonnement continuel. La surdité gagna l'oreille opposée; elle se décida alors à aller consulter dans plusieurs hôpitaux. Tous les médecins s'accordèrent sur la nécessité d'un vésicatoire à la nuque. Comme ce moyen devait amener la suspension des travaux auxquels elle avait l'habitude de se livrer pour gagner sa vie, elle retarda; mais la surdité augmentait journellement, au point qu'elle finit par n'entendre presque plus rien. Pendant ces entrefaites, on lui conseilla d'avoir recours à mon ministère; en effet, elle se présenta à ma consultation. Je rencontrai l'oreille droite, qui avait été la première affectée, remplie d'une grande quantité d'une matière cérumineuse de couleur noirâtre et fluide. On entendait à peine le balancier d'une montre appliquée entre ses dents; soumise également au traitement acoustique dirigé de la même manière que chez les précédents, sa guérison fut parfaite au bout de trois mois, et le mari m'adressa la lettre suivante :

« Monsieur le Docteur,

« J'ai l'honneur de vous informer que ma femme est totalement guérie de sa surdité; elle en était affligée depuis douze ans. Deux mois de traitement ont suffi pour la débarrasser complétement de cette infirmité ; elle est comblée de joie et fait des vœux, ainsi que toute la famille, qui partage son allégresse, pour que votre talent s'étende sur tous les malheureux affligés de surdité ; et, il faut l'espérer, ils trouveront la même félicité ou du moins du soulagement.

« Cette découverte est un bien précieux pour l'humanité : on ne saurait trop la publier.

« Monsieur,

Daignez accepter mes salutations et ma reconnaissance, etc,

« *Signé,* Noblet, propriétaire,

« Rue de Sèvres, 146, à Vaugirard. »

Autre. M. Gogibus, ancien artiste dramatique retiré, Grande-Rue, n° 109, aussi à Vaugirard, âgé d'environ soixante-quatre ou soixante-cinq ans, atteint depuis plusieurs années d'une dysécée qui augmenta considérablement pendant l'hiver de l'année 1838 et 1839, au point que sa femme avait besoin d'élever prodigieusement la voix pour se faire entendre, vint me consulter. Un examen attentif me fit découvrir qu'une oreille ne renfermait que peu de cérumen, sa couleur était crayeuse ; pressé entre ses doigts, il se divisait facilement en petites parcelles. Je lui fis observer que cette oreille était malade depuis fort longtemps. En effet il me répondit que la surdité avait commencé par attaquer celle-là la première; l'opposée, examinée ensuite, contenait un cérumen beaucoup plus abondant et d'un jaune très-foncé; il me fut impossible de faire l'expérience de la montre, le malade n'ayant pas de dents incisives; je ne pouvais juger du degré de surdité et de l'état de l'oreille interne. Je le soumis au traitement fait avec l'huile acoustique, et je fis pratiquer des injections tous les matins à l'oreille pansée la veille au soir. L'espace de trois mois environ a suffi pour combattre cette surdité; j'ai occasion de le voir de temps à autre; ses oreilles sont dans un état tout à fait normal, et la guérison ne s'est pas démentie.

Autre. M. Barré, maraîcher et propriétaire, rue Notre-Dame, près l'église de Vaugirard, éprouvait depuis environ quatre ou cinq ans une surdité incomplète, qui augmenta considérablement en 1844, au point qu'il fallait fortement élever la voix pour se faire entendre. Il me fut adressé par un de ses amis, car M. Barré n'était pas mon client. L'examen de ses oreilles me fit découvrir un cérumen noirâtre, assez mou; sa quantité était ordinaire et d'une couleur semblable aux deux exemples précédents. Soumis à l'emploi de l'huile acoustique, deux mois de traitement ont suffi pour lui rendre l'ouïe; depuis cette époque, il n'a plus éprouvé le moindre symptôme de surdité.

TRAITEMENT DE LA SURDITÉ PRODUITE PAR LA SÉCHERESSE DE L'OREILLE.

Otite chronique.

Relativement à la surdité occasionnée par la privation ordinaire du cérumen dans l'oreille, le traitement doit être le même que dans celui de l'engorgement des glandes cérumineuses ; nous avons cru devoir ajouter à ce traitement les injections et les fumigations aromatiques ; mais si le conduit auditif est privé depuis longtemps de cette matière, nous prescrivons en plus des frictions au pourtour des oreilles, et le long du col, avec une pommade stimulante.

Nous employons de préférence la pommade iodurée, parceque l'iode a été reconnu avoir une action toute particulière sur le système glandulaire. Ces frictions doivent être faites le soir avant de se coucher et tous les deux jours seulement, pour ne pas fatiguer le système absorbant.

EXEMPLES DE GUÉRISON DE SURDITÉ OCCASIONNÉE PAR LA SUPPRESSION DE LA MATIÈRE CÉRUMINEUSE DANS LE CONDUIT AUDITIF.

Otite chronique.

Madame veuve Claude, âgée de soixante-treize ans, son fils négociant, rue du Puits, n. 7, à Paris, éprouvait depuis plusieurs années une dysécée voisine de la cophose. Conduite à ma consultation dans le courant du mois d'août 1838, l'exploration du conduit auditif me démontra l'absence totale du cérumen ; on n'y rencontrait que quelques débris d'épiderme qui s'exfoliait par parcelles ; elle n'entendait nullement une montre appliquée sur la conque de son pavillon. Cette sécheresse me donna la conviction qu'une phlegmasie chronique avait envahi toute la membrane qui recouvre le conduit auditif. Il m'était impossible de juger de l'oreille interne, parce qu'elle ne put me fixer sur la cause qui avait amené son infirmité, n'ayant jamais eu d'otite ni de maux de gorge. Je la soumis au traitement avec l'huile acoustique, et des injections faites avec une infusion d'arnica montana. Ce traitement eut un succès complet.

Ci-joint l'extrait d'une lettre que son fils m'écrivit quelque temps après :

« Je présente mes civilités à M. le docteur Mène-Maurice, que je complimente sur l'efficacité qu'a produite son traitement sur ma mère, quoique âgée de soixante-treize ans ; le détail serait trop long de lui dire ce qu'elle a éprouvé, mais l'effet nous a satisfaits, par ce que la guérison est presque complète, Ma mère et moi n'avons par conséquent qu'à nous louer de la visite que nous avons eu le plaisir de vous faire un dimanche à Vaugirard, etc.

« *Signé* CLAUDE. »

Autre exemple. M. Merat, ancien colonel de gendarmerie, âgé de soixante-deux ans, avait perdu l'usage de l'ouïe d'une seule oreille, depuis plus de quarante ans. Nommé commandant de place à Pondichéri, il y a quelques années, il commença alors à s'apercevoir que la bonne oreille devenait sourde. Rentré en France, la surdité fit des progrès rapides, au point de ne plus rien entendre. Lorsqu'il vint me consulter, ses oreilles étaient totalement dépourvues de cérumen. Une montre placée entre ses dents n'était nullement entendue ; il me déclara qu'il n'avait jamais éprouvé de maladies aiguës dans le cas de produire cette infirmité. Je conclus que l'oreille externe comme l'interne étaient simultanément frappées de phlegmasie chronique. Je lui prescrivis, 1° de panser le conduit auditif avec l'huile acoustique; 2° tous les matins, des injections à l'oreille soumise au traitement, avec une infusion de menthe poivrée. Au bout de quelques mois, je changeai cette eau pour la remplacer par le chlorure de chaux, coupé d'une égale quantité d'eau tiède. Ce traitement fut régulièrement exécuté. Après un certain temps, l'oreille, la dernière sourde, commença à devenir humide, et peu à peu le cérumen se rétablit, ainsi que l'ouïe, qui redevint aussi bonne que dès son principe; quant à l'autre oreille, elle resta dans le même état.

Autre. M. Mainzer, l'un de nos professeurs de musique les plus distingués, rue des Filles-du-Calvaire, n. 27, d'un tempérament très-irritable, contracta une surdité presque complète par suite des bains russes, ses oreilles étant tout à fait dépourvues de cérumen; j'en conclus également qu'il était atteint d'une phlegmasie chronique de la membrane qui tapisse tout l'appareil auditif, attendu qu'une montre placée entre ses dents n'était nullement entendue; il fut également soumis au traitement acoustique; voici quel en fut l'effet :

« MONSIEUR LE DOCTEUR,

« Je regarde comme un devoir de vous faire part des heureux résultats que j'ai obtenus de votre traitement.

« A la suite des bains russes, je fus frappé de surdité à un très-haut degré; après avoir essayé tous les moyens imaginables, je restais sans espérance et je voyais se resserrer le cercle de mes occupations de plus en plus d'un jour à l'autre.

« Il y a dix jours, Monsieur, que j'ai commencé l'emploi de l'huile acoustique, et déjà j'ai acquis toute la finesse de l'ouïe. Tout étourdi du bruit qui m'entoure, après un si long silence, je ne veux cependant pas perdre un instant pour vous témoigner ma joie et ma gratitude ; j'ai sacrifié toute mon existence à l'étude de la musique : arrivé à une position de pouvoir l'appliquer en faveur d'une classe nombreuse, je me voyais sur le point d'y renoncer à jamais.

« Une si prompte guérison, une guérison si inattendue et si complète, mérite toute ma gratitude, et je vous prie, monsieur, d'en recevoir l'expression de ma considération.   « *Signé* : Joseph MAINZER,

« Rue des Filles-du-Calvaire, n. 2, à Paris. »

Observation. — Comme la phlegmasie chronique dont était nécessairement atteint M. Mainzer ne datait que d'une époque récente, elle a cédé de suite au traitement. On voit que M. Mainzer avait épuisé, comme bien d'autres, tous les moyens que la médecine ordinaire possédait, sans en retirer le moindre soulagement.

Depuis cette époque, cet homme de mérite a repris ses travaux accoutumés, et n'a pas éprouvé la moindre récidive.

Autre. Le jeune Garnier, élève à l'école des Chartes, à Dijon, était, depuis plusieurs années, affecté d'une dy_sécée des deux oreilles. Dans le courant du mois de janvier 1837, sa surdité augmenta considérablement. Soumis à divers traitements prescrits par les plus habiles médecins de Dijon, ils restèrent sans effet. Les parents ayant entendu parler de mes nombreux succès, se décidèrent à m'écrire; les renseignements qu'ils me donnèrent d'abord ne suffisaient pas pour ordonner un traitement rationnel : je leur écrivis d'avoir à me fixer sur les maladies qui avaient précédé la surdité et de me fixer en outre sur l'état externe de l'oreille.

Ayant répondu à ces questions, j'appris avec étonnement que les oreilles ne contenaient pas le moindre atome de matière cérumineuse. Je jugeai le cas extrêmement grave; n'espérant pas même pouvoir obtenir la moindre amélioration, j'écrivis aux parents de ne pas trop y compter; néanmoins je prescrivis un traitement.

Voici quelle fut mon ordonnance :

1° Pansement aux oreilles avec huile acoustique; 2° injections matin et soir aux oreilles avec chlorure de calcium; coupé chaque fois d'un égale quantité d'eau tiède.

Comme je sais que le système lymphatique joue très-souvent un grand rôle dans les surdités chez les jeunes gens, j'attaquai également le col, le derrière des oreilles avec la pommade iodurée; ce traitement eut cependant le meilleur résultat; en voici la preuve :

« MONSIEUR LE DOCTEUR,

« En peu de mots, j'ai l'honneur de vous adresser nos remercîments pour l'extrême obligeance que vous avez eue en donnant vos soins à mon frère, élève à l'École des Chartes, à Dijon, et vous exprimer en même temps toute la reconnaissance que nous vous devons. Le traitement exécuté ponctuellement, comme vous l'avez ordonné, a été couvert de succès; vous en serez sans doute surpris vous-même, puisque vous nous laissâtes peu d'espoir de guérison; je puis cependant vous assurer, monsieur, que mon frère possède maintenant l'ouïe dans sa perfection, mais grâce à vos conseils; nous en sommes tout éblouis.

« Nous vous bénissons mille et mille fois.

« Je suis votre très-humble servante,

« *Signé :* Cécile GARNIER. »

Dijon, 1er juillet 1837.

« MONSIEUR LE DOCTEUR,

« J'ai trente-trois ans et suis père de trois enfants; attaqué d'une surdité presque complète, suite d'une migraine des plus rebelles, grâce à votre traitement acoustique je suis presque guéri. Plusieurs de mes amis, surpris de ma guérison, me demandent à connaître le remède, ou l'auteur d'une pareille cure; vous devinez quelle doit être ma réponse; quand j'ai commencé le traitement, j'étais dans mon lit, malade, accablé en même temps de chagrin; j'aurais peut-être succombé si le bonheur que j'ai éprouvé en retrouvant l'ouïe n'était venu me délivrer; vous avez rendu un époux à sa femme et un père à ses enfants.

« Recevez-en toute ma reconnaissance. »

« *Signé :* Ad. LAIGNEAUX,

Tournay, le 10 juillet 1844.

« Fabricant d'huile. »

« MONSIEUR,

« J'ai commencé mon traitement à l'oreille de laquelle je n'entendais pas le mouvement de ma montre, le 12 septembre dernier; j'ai suivi exactement votre ordonnance que vous m'avez donnée lorsque j'ai été vous voir dans les premiers jours de septembre; maintenant j'entends assez bien le mouvement de ma montre, mais surtout lorsque je suis couché, etc.

« Je vous remercie beaucoup de vos conseils, puisque j'ai éprouvé un bien-être sensible.

« J'ai l'honneur, etc.,

« *Signé :* EUDEL.

« Chef de bataillon en retraite, rue de l'Église,
à Gournay (Seine-Inférieure). »

« MONSIEUR LE DOCTEUR,

« Je fais usage de l'huile acoustique que vous m'avez prescrite, et je sens un peu de mieux, je suis un régime, j'ai pris des bains et je commence à bien entendre de l'oreille droite, etc.

« Recevez, etc., *Signé :* DUFOUR. »

Hôtel de l'Écu de France, à Beauvais.

Beauvais, 6 juin 1840.

2ᵉ « MONSIEUR LE DOCTEUR,

« J'ai jusqu'à ce jour suivi votre traitement acoustique, et je m'en trouve parfaitement bien; de presque sourd que j'étais, j'ai maintenant une oreille guérie, mais la gauche est toujours paresseuse, aussi je veux persister pour tâcher de la rendre meilleure; quel est votre avis à ce sujet?

« Agréez, *Signé :* DUFOUR. »

Beauvais, 12 octobre 1840.

« Monsieur le Docteur,

« Je crois vous faire plaisir en vous faisant part des heureux résultats de votre traitement.

« Un magistrat de notre ville, âgé de quatre-vingts ans, ne pouvant plus se présenter au barreau à cause d'une surdité qui lui était survenue tout à coup, fit usage de l'huile acoustique que vous employez avec tant de succès. Dans l'espace de deux mois de traitement il a entendu parfaitement, au point qu'il a repris sa place au tribunal. Étant dans son cabinet, il y a quelque temps, et voyant la difficulté que j'avais à l'entendre, il me fit part de la réussite opérée sur lui-même; il me conseilla de me mettre en traitement. C'est ce que je fis de suite; comme lui je m'en suis bien trouvé. Quoique cependant au commencement du traitement j'étais plus sourd; mais aujourd'hui l'ouïe est devenue bonne, et je puis entretenir une conversation avec le premier venu et à voix basse, etc. Je suis âgé de soixante-treize ans.

« Agréez, etc.

« *Signé* Martin Gilbert, propriétaire,

« Rue du Gouvernement, n. 34, à Saint-Quentin, département de l'Aisne. »

« Monsieur le Docteur,

« Je suis bien aise de vous faire part des cures opérées par votre traitement acoustique. Note que vient de me communiquer M. le vicaire de la paroisse de Saint-Aignan, d'Orléans :

« Le sieur Prudhomme, sacristain de l'église de Montargis, la veuve Durand, de cette ville, âgée de quatre-vingts ans, MM. les curés de Saint-Ay, de Laurris (Loiret), très-âgés tous les quatre, presque complétement sourds depuis plusieurs années, viennent d'être radicalement guéris de cette infirmité par votre traitement acoustique.

« Agréez, etc.   *Signé* PAQUÉ, pharmacien. »

« MONSIEUR LE DOCTEUR,

« J'étais sourd depuis huit ans; mon infirmité augmentait tous les jours; je vins vous consulter il y a un mois. J'ai traité mes oreilles exactement comme vous me l'avez ordonné. Maintenant je suis guéri radicalement; toutes mes connaissances en sont surprises; elles me demandent quel est le médecin qui m'a si bien traité. Pensez, Monsieur, que je ne manque pas de vous citer. Comme je suis très-connu dans mon département, à cause de ma profession de marchand de draps, je me ferai un plaisir d'engager toutes les personnes sourdes que je connaîtrai, à venir chercher près de vous du soulagement. Vous pouvez publier ma guérison dans les journaux, si vous le jugez à propos.

« Recevez, M. le docteur, etc.

« *Signé* CONSTANT PISSE. »

« MONSIEUR LE DOCTEUR,

« Un enfant mâle, mon petit-fils, né en 1820, prit la fièvre scarlatine à la fin de mars 1826; cette maladie fut tellement méchante, que les humeurs se portèrent toutes à la tête, d'où il est résulté que, faute de vésicatoire, l'enfant a perdu l'œil droit, et par suite a presque été tout à fait sourd. J'emploie l'huile acoustique que vous m'avez ordonnée depuis la fin d'avril dernier ; les deux oreilles, alternativement soignées pendant huit jours chaque, cela a donné à l'ouïe une amélioration marquante. Pensez-vous qu'il faille continuer encore pour obtenir une guérison complète, ou faut-il faire autre chose, etc ? Voilà pourquoi je vous supplie de m'indiquer la marche à suivre pour l'obtenir.

« Agréez la parfaite considération de votre dévoué et obéissant serviteur,

« Le lieutenant-colonel d'artillerie retraité, chevalier de Saint-Louis et de la Légion-d'Honneur,

« *Signé* BIGOT ,

« Place du Corbeau, n. 65, à Strasbourg. »

Épaubourg , ce 24 mai 1842.

« MONSIEUR LE DOCTEUR,

« J'éprouve le besoin de demander votre avis sur la marche à suivre dans le traitement des oreilles avec l'huile acoustique ; j'ai commencé par l'employer il y a environ un mois ; une quinzaine de jours après son usage, j'ai senti une petite détonation à la suite de laquelle j'ai cru mieux entendre ; le 15 et le 16 le mieux fut sensible ; j'ai recommencé dès le lendemain, parce que le mieux était moins sensible, et cette semaine je me retrouve comme par le passé, en dépit de plusieurs docteurs de Beauvais, avec lesquels je suis en relation d'amitié. Je ne désespère pas, j'attends que le repos de la semaine prochaine amènera encore quelque soulagement ; les bourdonnements de mes oreilles datent de loin, je ne pourrais guère fixer l'époque où ils ont commencé.

« En différentes circonstances ils ont pris un caractère plus grave, etc.

« J'attends donc avec impatience l'effet de votre traitement.

« Recevez, etc.   *Signé :* LEGRAND.
« Curé d'Épaubourg (Oise) »

(Deuxième lettre du même.)

« MONSIEUR LE DOCTEUR ,

« J'ai négligé de vous faire part du succès que j'ai obtenu à l'aide de l'huile acoustique, que vous m'avez prescrite ; je me le reproche. Comme j'ai eu l'honneur de vous le dire, au quinzième jour, j'avais compris qu'il y avait du mieux ; sur votre avis j'ai continué ; à ma grande satisfaction, maintenant je me trouve dans mon état naturel. Le petit bruit n'a pas tout à fait disparu, mais il ne m'empêche pas d'entendre.

« Recevez, Monsieur le Docteur, l'assurance de mon respect et de toute ma reconnaissance,

« Épaubourg, 24 août 1842.
« *Signé :* LEGRAND, Curé. »

Au château de Labalme, près Belley (Ain),
ce 6 février 144

« MONSIEUR LE DOCTEUR,

« Après avoir lu votre ouvrage sur la surdité, je vais vous soumettre quelques observations, sur cette infirmité que j'éprouve depuis fort longtemps. D'après votre livre, je devrais conserver encore quelque espoir ; ma surdité a commencé en janvier 1805, à la suite de la coupe de mes cheveux ; quelques heures après je ressentis un grand froid à la tête avec des douleurs d'oreilles très-vives ; au bout de trois jours elles se terminèrent par une surdité complète ; je fus consulter le célèbre docteur Petit, de Lyon, qui me fit subir un traitement qui me rendit l'ouïe à une seule oreille, j'étais encore content de l'avoir recouvrée ainsi ; je restai donc dans cet état jusqu'en 1836, époque à laquelle je fis une longue course à pied ; comme le temps était froid, arrivé à ma destination, je commis l'imprudence de laisser ma tête découverte pendant plusieurs heures ; la nuit d'après, j'éprouvai comme une espèce de glace, et les douleurs ne tardèrent pas à se renouveler comme en 1805. Dès ce moment je perdis celle qui m'était restée fidèle ; je consultais de tout côté ; chaque médecin me donnait son remède, que je mettais fidèlement en pratique sans succès ; j'avais totalement oublié ceux de M. Petit. Je me bornais à quelques bains de pieds, lorsque j'ai vu sur le journal *des Villes et des Campagnes* l'annonce de votre ouvrage, je me suis décidé à vous en demander un exemplaire ; j'y lis qu'il faut traiter les oreilles avec des injections, des fumigations et de l'huile acoustique que vous faites préparer vous-même ; à cet effet je dois vous faire remarquer que lorsque j'ai voulu pousser des injections dans le conduit auditif au moyen d'une petite seringue, de différentes infusions, mon ouïe a considérablement diminué ; je restai même des quinze jours sans entendre.

Il est bon que vous sachiez aussi qu'en 1842 j'ai consulté encore un médecin, qui m'a cautérisé la gorge avec des poudres au moyen d'un tube de verre ; l'opération a été faite 24 fois, il devait continuer encore ; à la 25ᵉ je me crus atteint de tétanos, étant resté dans mon lit raide comme une barre, sans pouvoir lever ma tête de dessus mon oreiller ; je me crus étouffé, j'eus des vomissements et des selles considérables, comme si j'avais pris un vomi-purgatif ; j'ai cessé ces remèdes. Comme il me faisait gargariser après l'opération, j'éprouvais alors des étourdissements et de fortes douleurs de dents, affreuses, par son acidité ; je vous rends compte de tout cela, afin que vous puissiez juger de ma position et me dire ce que vous en pensez ; j'éprouve parfois des bourdonnements assez forts dans l'oreille droite.

« J'attends votre réponse.

« Recevez, etc.   *Signé :* Le Comte de Cordon,

« Major. »

Deuxième lettre du même.

Château de Labalme, 15 mars 1844.

« Monsieur le docteur,

« J'ai commencé l'usage de votre huile acoustique le 18 février dernier ; j'ai cru devoir ajouter au traitement des oreilles des bains de pieds à la farine de moutarde que m'avait ordonné dans le temps le docteur Petit, de Lyon ; je les ai continués jusqu'à ce jour, un le matin, et l'autre le soir ; ils ont, je crois, facilité la chute des humeurs de la tête. Je dois vous faire remarquer que l'huile acoustique se fait ressentir vivement à la gorge ; de plus, l'oreille gauche est devenue très douloureuse, ce qui me donne de l'inquiétude. Il est bon de vous dire qu'il s'est écoulé par la gorge une quantité de matière muqueuse venant, je crois, du cerveau; deux ou trois heures après, j'ai été plus à mon aise, la tête surtout bien soulagée; deux jours après, j'ai mieux entendu, mais seulement, du côté gauche. Je vous donne tous ces détails pour que vous puissiez mieux apprécier la nature de ma surdité, et me diriger dans le traitement. Mais enfin, il est de fait que l'on s'aperçoit déjà d'un amendement marquant dans mon ouïe, quoique le temps soit bien contraire, car nous sommes toujours sous l'influence du vent du nord qui nous accable. J'ai éprouvé durant plusieurs jours des craquements dans l'oreille gauche, et en marchant il me semblait ressentir un corps dansant dans son intérieur; ce phénomène va et vient, ce qui m'a beaucoup fatigué. Il me semble aussi depuis que je fais votre traitement, que je suis moins triste, et le corps est plus dispos; l'oreille droite est toujours le siége d'un grand bourdonnement et totalement sourde; j'y éprouve également parfois une espèce d'explosion extraordinaire. La transpiration de la tête est beaucoup plus forte qu'elle ne l'était autrefois; je vous dirai que je la provoque au moyen d'un bonnet à la grecque que j'ai adopté à cet effet, lequel est doublé de flanelle, il me tient beaucoup mieux à la tête que les autres bonnets ordinaires. Mon intention serait de prendre, ce printemps, quelques bains de moutarde: voyez s'ils sont nécessaires. Voilà ma position; guidez-moi, je vous prie, dans le traitement que je dois mettre maintenant en usage.

« En attendant votre réponse, je suis, Monsieur le docteur, votre, etc.

« Signé le comte DE CORDON, major. »

Troisième lettre du même.

Château de Labalme, 15 juin 1844.

« Monsieur le Docteur,

« Je suis à la fin de ma dix-septième semaine d'un traitement bien régulier pour mes oreilles ; mon ouïe n'est pas encore complète, la gauche entend beaucoup mieux que la droite : il n'y a que quatre à cinq jours que la sécrétion de la cire a commencé à s'établir ; j'ai employé en lavage la liqueur que vous m'avez prescrite dans votre lettre du 26 mars dernier ; depuis cette époque, nous avons eu beaucoup de bises à supporter, c'est peut-être ce qui a retardé l'accomplissement de la guérison : je sens toujours l'huile acoustique à la gorge. Enfin, depuis son usage, je n'éprouve plus aucun étourdissement ; en passant ma main sur l'oreille droite , j'éprouve un bruissement semblable à celui que l'on produit en frottant sur un parchemin sec ; j'entends maintenant, de mon oreille droite qui était tout à fait sourde, le battement de ma montre, seulement depuis huit jours ; enfin, j'ai éprouvé dans le cours du traitement des variations vraiment extraordinaires. En portant ma montre tantôt sur une oreille, tantôt sur l'autre, et entre les dents, dans certains moments je l'entendais passablement ; dans d'autres, je ne l'entendais pas. Enfin, maintenant ma position est tout à fait changée ; non-seulement le traitement a opéré sur l'ouïe, mais encore sur tout mon corps. Je fais actuellement des courses assez longues à pied, sans souffrir de la tête ; je ne sens pas même le moindre étourdissement lesquels me faisaient autrefois chanceler comme un hom-

9

me ivre ; le nez qui ne donnait rien depuis le commencement de la surdité, donne depuis six semaines , comme
autrefois. Je vous fournis ces détails, et j'espère qu'une
nouvelle ordonnance de votre part achèvera l'œuvre si
bien commencée. Je vous suis déjà très-reconnaissant du
bien que j'éprouve; en attendant, recevez, etc.

« Signé le comte DE CORDON, major [1]. »

Marseille, 10 février 1844.

« Monsieur le Docteur,

« Je suis né en 1811, en Italie; mon père était militaire;
j'ai été jusqu'à l'âge de 19 ans presque toujours malade;
en 1829, une humeur se porta sur un œil que je faillis
perdre ; enfin , grâce à un habile oculiste, je fus guéri;
environ un mois après la disparition du mal de l'œil,
l'opposé fut atteint, mais plus légèrement. Je pris encore
plusieurs purgatifs et j'en fus délivré; depuis lors, la vue
est excellente ; mais quelque temps après cette dernière
guérison, je m'aperçus d'un peu de surdité; on me
traita avec des vésicatoires, qui restèrent sans effet.
Cependant je n'étais que légèrement sourd de l'oreille
gauche; m'étant marié en 1832 , six mois après j'eus un
un accès de migraine terrible, qui me dura près de
vingt jours et sans décesser un instant ; les douleurs
étaient si atroces que je ne pouvais dormir ni nuit ni
jour. Après avoir lu votre ouvrage, j'ai été convaincu que

---

[1] J'ai cru devoir rappeler cette correspondance qui établit une affection chronique de tout l'appareil auditif (otite chronique) ; il faut que
M. le comte soit bien rétabli puisqu'il ne m'a plus consulté depuis cette
dernière.

je ne m'étais pas trompé sur l'existence de cette cruelle maladie ; la surdité n'avait pas cependant empiré, mais dans le courant de février, je me lavais la tête avec de l'eau froide parce que je l'avais très-lourde, j'avais des vertiges comme un homme ivre, je l'attribuais au sang qui s'y était porté pour avoir mal dormi ayant la tête trop basse; quelques jours après, je m'aperçus que je n'entendais rien, j'éprouvais un bourdonnement considérable qui ne m'a plus quitté, et l'oreille droite qui était restée la meilleure resta complétement sourde ; depuis cette dernière époque le mal de tête ne m'avait plus quitté ; à la vérité, la douleur n'était pas très-forte, mais continuelle: j'avais fini par m'y habituer; la surdité se dissipa un peu à l'oreille gauche; elle variait suivant le caprice du temps; lorsque j'étais échauffé par le travail ou par la marche, alors, si on me parlait, je n'entendais plus rien; mais après un peu de repos, l'ouïe revenait un peu. J'ai remarqué aussi que lorsque je me mouchais, quoique souvent il ne sortait rien du nez, l'ouïe devenait meilleure. J'ai pris plusieurs bains de pieds, j'ai consulté les meilleurs médecins de cette ville, tous m'ont ordonné des vésicatoires ; mais le docteur Ducros jeune m'a fait, en 1840, plusieurs injections à la gorge qui restèrent aussi sans effet. Enfin, je lus dans le *Siècle* l'annonce de votre brochure que je fis venir ; je suis resté pendant quelque temps indécis sur la mise en usage de *votre traitement.* Mais au mois d'août dernier, je finis par me décider. Je commençai les deux pansements comme vous le prescrivez, huit jours à chaque oreille. Quinze jours après, l'ouïe commença à devenir meilleure. A la fin de novembre, l'oreille gauche entendait bien ; puis, voyant le cérumen qui se formait, devenu d'un beau jaune gluant, je ne fis plus rien à cette oreille; je me bornai donc à soigner la droite qui était complétement sourde. Ayant continué le traitement jusqu'à présent à cette oreille, je n'ai encore pu obtenir d'amélioration, mais la gauche reste bonne; les maux de tête sont tout à fait dissipés par l'effet du traitement.

« Je me suis décidé à vous écrire pour savoir ce que je dois ajouter au traitement. En attendant votre réponse j'ai l'honneur d'être, etc.

« Signé. RAYBAUD, coiffeur,
« Rue du Grand-Puits, 13. »

Lettre de M. Juge de Solognac de Beaulieu, ancien maire de Clermont-Ferrand, département du Puy de Dôme, adressée à M. Aubergier, pharmacien à Clermont-Ferrand.

« MONSIEUR,

« Vous avez invité toutes les personnes qui ont pris chez vous de l'huile acoustique à en faire connaître les effets. Je vais avoir l'honneur de vous faire part de ceux que j'en ai éprouvés.

« Peut-être est-il bon que je vous accuse mon âge : j'ai soixante-quinze ans. Peut-être aussi est-il à propos que j'entre dans quelques observations préliminaires sur ma surdité.

« Depuis quelque temps je m'apercevais que j'avais les oreilles très-obscures. J'en parlai, il y a environ un an, à M. le docteur Bonnabeaud, qui jugea, sur mon récit, que ma surdité pouvait avoir pour cause un rhumatisme sur la tête, qui est entièrement chauve. Il me conseilla beaucoup de chaleur, une perruque, ou tout au moins un faux toupet. Je lui fis mention de l'huile acoustique prescrite par le docteur Mène-Maurice ; il me dit seulement la connaître par les journaux de médecine, qui en faisaient l'éloge, et la déclaraient dans tous les cas inoffensive.

« Je me décidai à acheter un flacon, que j'ai bien gardé six mois sans oser y toucher ; cependant mes oreilles empiraient, principalement la gauche, et souvent toutes les deux ne rendaient pas plus de son qu'une botte de foin. Je m'adressai à une dame, aussi obligeante que charitable, pour la prier de consulter un de ses parents, médecin à Paris, sur l'usage qu'il pouvait avoir ordonné de cette huile acoustique du docteur Maurice. La réponse ne se fit pas attendre. Ce remède, écrivait-il, est dans la classe des excitants, et peut produire de bons effets dans le cas où la surdité est produite par un défaut de sécrétion dans le canal auditif externe, ou par le relâchement de la membrane du tympan. On peut, je crois, en essayer l'usage sans inconvénient, surtout avec la précaution de s'arrêter, s'il survenait de la douleur et une inflammation à l'oreille, qui pourrait se communiquer à l'intérieur si on persistait à user de ce remède.

« Si la surdité est produite par la paralysie du nerf acoustique, ce moyen, comme tous les autres, ne produira aucun effet.

« Toutes mes indécisions furent terminées par cette lettre, et le 14 mars dernier je commençai la pratique du remède par l'oreille gauche comme la plus infirme. Le 23 j'attaquai la droite ; le 31 je retournai à la gauche, et je m'y suis arrêté pendant près de deux mois, sans éprouver aucun soulagement.

. « Mon flacon pouvait encore suffire au besoin de cinq à six soirées, mais j'y renonçai par découragement, et je me résignai à ne plus entendre que de l'oreille droite, qui, souvent, par le brouillard ou le froid, m'avait été infidèle. Quelle fut ma surprise, monsieur, lorsque, sur la fin de mai, je sentis quelque mouvement dans l'oreille gauche, où il se faisait parfois un petit bruit, comme un petit vent qui se dégage! Je soupçonne le retour de l'ouïe, je ferme l'oreille droite, néanmoins j'entends bien distinctement les sons et les paroles. Je garde mon secret, et de moi même je reviens à l'huile acoustique, dans l'espoir que quelques prises de plus vont consolider ma guérison. Après deux soirées, je soumets mon oreille à l'épreuve, elle m'est tout à fait contraire....

« Je cesse entièrement. Huit ou dix jours après, j'éprouve la même dilatation, le même petit bruit que la première fois, un peu de chaleur en dedans et en dehors. Je bouche avec soin l'oreille droite, et par la gauche j'entends de nouveau tout ce qui se fait et tout ce qui se dit autour de moi. Depuis ce moment, plus d'interruption dans le service de mon organe ; il me semble que, à peu de chose près, mon ouïe est revenue.

« Ainsi s'est vérifié ce qui est annoncé dans l'ordonnance, que c'est quelquefois au bout de deux mois que se déclare le bon effet du remède.

« Ma lettre est longue, peut-être trop détaillée ; cependant en général, les parties intéressées ne s'en plaignent pas, parce qu'elles cherchent à rencontrer dans les maux des autres des analogies avec les leurs. Je désire de tout mon cœur que mon expérience personnelle rassure les timides et détermine les incertains.

« J'ai l'honneur d'être, avec une parfaite considération, monsieur, votre très-humble et très-obéissant serviteur

« *Signé*, Juge de Solognac. »

P. S. « J'ai différé jusqu'à ce jour l'envoi de ma lettre, pour me donner le temps de bien constater l'utilité de l'huile acoustique, et je persiste dans ma foi à son efficacité, puisque mes oreilles ont résisté à l'humidité et à l'impétuosité des vents qui nous désolent. »

« Monsieur le Docteur,

« Je ne puis me dispenser de vous adresser mes remerciments : depuis trois ans que j'étais sourd, principalement de l'oreille gauche, j'ai employé tout ce que les médecins les plus distingués de la capitale m'ont ordonné, sans en retirer aucun amendement. Un de mes amis me conseilla de venir vous trouver ; j'eus le plaisir de venir le 1ᵉʳ octobre dernier. Dans l'espace de six semaines de traitement, que j'ai fait très-exactement tel que vous l'avez prescrit, j'ai été parfaitement guéri, et je suis aussi à mon aise qu'avant ma surdité. Combien je dois de la reconnaissance à mon ami, et à vous, M. le docteur, combien je vous en dois de m'avoir guéri d'une si cruelle infirmité ! J'emploie de temps en temps de l'huile acoustique afin d'entretenir une bonne ouïe.

« J'ai l'honneur d'être, M. le Docteur, votre très-dévoué serviteur,

« *Signé* Mouilleron.
« Rue de Seine, 59. »

Lettre de madame Charrault, directrice des postes,
à Saint-Amand-Montrond.

A M. Deschamps, pharmacien à Bourges.

« Monsieur,

« Les personnes qui vous ont appris que j'avais été guérie par l'huile acoustique, prescrite par le docteur Mène-Maurice, de Paris, ne vous ont point induit en erreur. Il est très-vrai que j'ai fait prendre chez vous un flacon de cette huile, qui m'a produit un tel soulagement, qu'après vingt-cinq jours de traitement, une entière surdité que j'avais depuis douze ans a totalement disparu, sans que j'aie éprouvé aucune souffrance.

« *Signé* V. D. Charrault. »

Lettre de M. Casteing, propriétaire à Boulac, près Castel-Sarrasin (Tarn-et-Garonne).

A M. Ferrier père, négociant à Toulouse.

« Monsieur,

« Je dois vous témoigner ma reconnaissance pour m'avoir conseillé de faire usage de l'huile acoustique du docteur Mène-Maurice, de Paris. Ma surdité, qui était devenue presque complète, depuis le commencement de 1830, a été combattue par ce remède avec le plus grand succès. Mon ouïe est devenue aussi bonne qu'elle n'a jamais été, j'en suis surpris moi-même. Vous apprendrez, je l'espère, cette nouvelle avec satisfaction. Dans cette attente, je vous prie de me croire

« Votre tout dévoué,

« *Signé* Casteing. »

*Lettre de M. Masson, avocat à Lectoure (Gers), père du
sous-préfet de cette ville.*

« Monsieur le Docteur,

« Je suis resté sourd pendant trois ans de mes deux
oreilles, au point que je fus obligé de quitter le barreau.
J'éprouvais aussi dans mes oreilles un bruit semblable à
une espèce d'harmonie, et un tintement continuel, surtout quand je secouais la tête. J'ai fait votre traitement,
en suivant régulièrement votre ordonnance; j'ai retrouvé
le moyen d'entendre pour faire la conversation et entendre bien ceux qui me parlent. J'ai à remercier le ciel
de ce bienfait, à l'aide de l'huile acoustique. Il me reste
cependant encore un peu de bruit dans les oreilles ; je
désire savoir de vous si je dois continuer encore le traitement indiqué dans votre ordonnance, ou si je dois suspendre pendant quelque temps; un mot de réponse me
suffira, et je me conformerai à ce que vous me prescrirez.

« J'ai l'honneur, etc.

« *Signé* Masson père,

« Avocat. »

« Monsieur le Docteur,

« Ma femme ayant pris dans le temps des fraîcheurs
à la tête, devint ensuite sourde, avec complication de
bourdonnements, de sifflements et d'étourdissements qui
ne lui laissaient pas un jour de repos. D'après votre avis
elle a fait usage de l'huile acoustique, qui a très-bien opéré : l'ouïe, à peu de chose près, est revenue, mais les bourdonnements ne sont pas tout à fait dissipés; je vous prie de
vouloir bien nous dire s'il faut continuer le traitement

et s'il y a espoir de la débarrasser définitivement du bruit qu'elle éprouve encore dans la tête.

« Dans l'attente, j'ai l'honneur d'être...

« *Signé* VAICLE,
« Adjoint au maire de Pontarson (Manche). »

P. S. « J'oubliais de vous dire que nous avons envoyé votre brochure à une personne de nos amis, à Saint-Malo, qui l'a communiquée à des sourds, qui ont fait le traitement avec succès, entre autres M. le capitaine Voisin, de long cours, lequel depuis vingt ans n'entendait plus; depuis qu'il a fait usage de l'huile acoustique, il a recouvré parfaitement l'ouïe. »

Lettre de M. Debrette, inspecteur de la régie d'enregistrement à Montluçon (Allier), adressée à M. Aubertot, maître de forges, et membre du comité consultatif des fabriques de France, officier de la Légion d'honneur, à Vierzon.

« MON CHER MONSIEUR,

« Comme vous le savez, j'étais presque totalement sourd; depuis longtemps j'avais renoncé à toute espèce de traitement, lorsqu'un de mes amis, aussi atteint de cette infirmité, vint m'apprendre sa guérison, et me dit la devoir à l'huile acoustique que lui avait prescrite le docteur Mène-Maurice, de Paris. Je n'ai pas balancé un instant à en faire usage; à la vérité un peu longtemps, mais non infructueusement, puisque dans ce moment je suis parfaitement guéri : c'est vraiment un miracle.

« *Signé* DEBRETTE. »

*Note envoyée par M. Peschier, professeur de chimie à Ge-
nève.*

« Une ouvrière âgée de quarante ans, née de parents qui
n'étaient pas sourds, fut atteinte, il y a environ seize ans,
d'un catarrhe qu'on ne soigna pas, et qui lui laissa de
violentes douleurs dans la tête; il survint, après, une
fièvre maligne, dès-lors la surdité augmenta considérablement. Au bout de quelques années, elle n'entendit plus
rien de l'oreille droite ; il se manifesta aussi de la faiblesse
dans la tête, et quelquefois de l'embarras dans les idées :
la surdité devint ensuite complète à l'oreille gauche. Elle
a fait votre traitement avec l'huile acoustique; au bout
de quelques mois de son emploi, l'ouïe s'est améliorée,
la malade a pu entendre le son des cloches étant dans sa
chambre; à présent elle entend assez bien les personnes
qui lui parlent. Elle a retiré de l'oreille droite quelques
fragments de peaux mortes, mais cette oreille est devenue douloureuse en dedans; l'oreille opposée a aussi
participé à cette sensibilité, mais à un faible degré ; on a
cessé le traitement à cause de la douleur. Faut-il continuer ou attendre quelques jours avant de reprendre ?
Veuillez avoir la bonté de me répondre de suite ; on
suivra votre avis.

« Votre dévoué, *Signé* PESCHIER. »

Lettre de M. le baron de Ribbeck de Horst (Prusse).

« MONSIEUR ,

« C'est avec bien du plaisir que je puis vous donner
aujourd'hui l'assurance que le traitement prescrit par le

docteur Mène-Maurice a produit un effet très-salutaire sur mon ouïe. L'oreille droite a recouvré la même faculté d'entendre qu'elle avait avant que j'eusse le malheur de la perdre; les bourdonnements continuels qui m'empêchaient d'entendre ont presque totalement disparu. Cette dernière amélioration n'a eu lieu qu'après quatre mois de traitement; cependant l'ouïe paraissait vouloir revenir au bout de deux mois, mais les bourdonnements continuaient toujours. Dans ce moment-ci, l'ouïe est très-bonne, les bourdonnements ont cessé.

« Agréez, etc.

« *Signé* le baron de RIBBECK. »

Lettre de M. Massignac, négociant, Calvestraat, n° 165, à Amsterdam, du 30 juin 1832.

« MONSIEUR LE DOCTEUR,

« Vous ignorez, sans doute, que plusieurs personnes atteintes de surdité dans notre ville vous doivent leur guérison, parmi lesquelles une demoiselle âgée de vingt-quatre ans, sourde depuis l'âge de deux ans. Les parents avaient essayé tous les remèdes imaginables et consulté les médecins les plus habiles de la Hollande, sans pouvoir obtenir la moindre amélioration. Votre prescription seule a donné l'ouïe à cette jeune personne; je suis chargé de vous témoigner la reconnaissance de toute la famille. Veuillez, je vous prie, l'accueillir comme si elle vous était exprimée par elle-même. Elle se serait empressée de le faire, si elle avait su le français. Je me suis fait un vrai plaisir d'être son interprète. »

Autre lettre de M. Frédéric Lorhs, à Holzeninden
(Hanovre).

« Monsieur,

« Pénétré de reconnaissance, je m'empresse de vous annoncer que le traitement que vous m'avez prescrit, et que j'ai suivi très-exactement, a produit le résultat désiré. Depuis bien longtemps j'étais sourd, et mon infirmité était accompagnée d'un bourdonnement continuel, surtout dans l'oreille gauche, ce qui m'empêchait de rien entendre de ce côté-là; j'avais employé, sans le moindre résultat, les remèdes que les plus habiles médecins de notre pays m'avaient ordonnés.

« Agréez, etc.

« *Signé* Frédéric, négociant. »

Lettre de M. le baron de Winkell, premier inspecteur des forêts, à Rosbach (Bavière), *adressée à M. de Christophe Ch. Bourcard, négociant à Bâle.*

« Monsieur,

« Je suis âgé de soixante-neuf ans, j'étais sourd depuis plusieurs années; j'avais consulté un grand nombre de savants médecins d'Allemagne, leur prescription n'a jamais porté la moindre amélioration à mon infirmité. M. de Christophe Bourcard, négociant à Bâle, me conseilla de consulter le docteur Mène-Maurice, de Paris. Sur les renseignements qui me furent donnés, je m'empressai de faire prendre sa consultation; le traitement que ce médecin me prescrivit a bien réussi. Maintenant je puis me livrer à la musique, particulièrement au piano, que j'aime beaucoup. Mais j'avais été obligé d'y renoncer, faute d'entendre les sons harmonieux; je me trouve bien heureux d'avoir pu me débarrasser de cette infirmité qui me rendait mélancolique, et souvent la vie me paraissait à charge.

« *Signé* le baron de WINKELL. »

Lettre de M. le vénérable abbé Gut, à Biesca, canton de Tessin (Suisse), *à M. Christophe Bourcard, à Bâle.*

« MONSIEUR,

« Quoique âgé de quatre-vingts ans et sourd depuis un grand nombre d'années, j'ai, grâce à Dieu, recouvré entièrement l'ouïe, par l'huile acoustique que le docteur Mène m'a prescrite, c'est pourquoi je ne saurais trop recommander cette huile précieuse aux personnes affligées de cette infirmité.

« *Signé* GUT. »

2° *Lettre de M. Peschier, de Genève, membre de plusieurs Académies et Sociétés savantes de l'Europe.*

(Surdité très-invétérée.)

« MONSIEUR LE DOCTEUR,

« J'ai fait usage de l'huile acoustique que vous m'avez ordonnée; je suis enchanté de vous dire qu'elle m'a rendu l'ouïe que j'avais perdue complétement depuis dix-huit ans; d'une oreille, j'entends ce qu'on me dit à voix basse; et l'autre oreille, dont la surdité augmentait graduellement, a acquis aussi une sensibilité telle, que j'entends tout ce que l'on dit loin de moi. Quand je porte la main à l'oreille et que je parle, il me semble que j'élève la voix. Il

y a tout lieu de croire, d'après ce changement si avanta-
geux, que mon ouïe restera très-bonne; dans le cas contraire, j'aurai l'honneur de vous l'écrire.

« Recevez donc, Monsieur le docteur, ma reconnaissance et mon sincère dévouement.

« *Signé* PESCHIER. »

*Lettre de M. le baron d'OErtzen, chambellan et gentilhomme
du Grand-duc de Mecklembourg-Strélitz.*

« MONSIEUR,

« Il y a environ dix-huit ans que j'avais éprouvé les
symptômes d'une surdité qui s'était accrue au point que
je n'entendais plus rien. Cette infirmité s'est présentée à
la suite d'une fièvre scarlatine nerveuse; j'ai voulu faire
usage du traitement du docteur Mène-Maurice de Paris
contre la surdité. Au quatorzième jour de son emploi,
j'ai commencé à m'en trouver bien; au bout de six semaines, l'ouïe s'est perfectionnée au point que j'entends
aussi bien que tout homme sain. Il est cependant encore
de certains moments où l'organe auditif est faible : je l'attribue aux nerfs de l'acoustique étant trop irrités. Serait-
il prudent de suspendre ou de continuer l'huile acoustique? Je dois observer qu'elle ne me cause pas la moindre *douleur* aux oreilles : je demande encore l'avis du
docteur Mène pour fixer la marche que j'ai à suivrre.

« Recevez, Monsieur, l'assurance, etc.

« *Signé* J. VAN d'OERTZEN,
« Chambellan et gentilhomme du Grand-Duc
de Mecklembourg-Strélitz. »

Ariss Birmingham gazette.
Athersione, near Birmingham.

« Sir,

« Allow me to assure you of my gratitude for the be-
nefit I have recived from the acoustic oil of doctor Mene-
Maurice, of Paris. I had been deaf for upwards of thyrty
years now in my 76 th year, and I am happy to say, from
the assistance I have had from this acoustic oil, may
hearing is almost perfectly restored.

« Your's, etc.
« *Signed,* WM. HARLINGTON LAGOE.
« To M. P. Mills, merchant, Birmingham,
58, Edgbaston Street. »

Traduction. — *Gazette de Birmingham* (Angleterre.)

Atherstone, près Birmingham.
MONSIEUR,

« Je m'empresse de vous témoigner ma gratitude pour
m'avoir conseillé de faire usage de l'huile acoustique,
prescrite par le docteur Mène-Maurice, de Paris. J'étais
presque tout à fait sourd depuis plus de trente ans, et
quoique âgé de soixante-seize, je suis parfaitement guéri
de cette infirmité, par l'effet de l'huile acoustique; je crois
devoir rendre cette cure publique, etc.

« *Signé* WM. HARLINGTON LAGOE.

« A M. Mills, négociant, rue Edgbaston, n° 58, à Birmingham. »

Autre. M. Vachetel, propriétaire à Bougival, près Saint-
Germain-en-Laye, âgé d'environ cinquante-cinq ans, doué
d'une forte constitution, sans avoir éprouvé aucune ma-

ladie, fut atteint insensiblement d'une légère surdité, accompagnée de bourdonnements, de sifflements des deux oreilles. Cet état ayant duré pendant l'espace de quatre à cinq ans, dans le courant de l'année 1837 sa position empira. Il consulta plusieurs médecins : tous s'accordèrent sur la nécessité d'établir un séton à la nuque. Ayant entendu parler de mon procédé simple, il vint me trouver. L'examen de ses oreilles prouva que tous les symptômes auxquels il était en proie dépendaient de la sécheresse du conduit auditif. Je lui prescrivis, pour traitement, l'usage de l'huile acoustique, des injections avec une légère infusion de fleurs d'arnica et de jusquiame ; une pincée de chaque dans trois verres d'eau ; il fit également quelques fumigations qu'il dirigea aux deux oreilles avec la vapeur de cette eau. Ce traitement régulier, fait pendant trois à quatre mois, ramena la sécrétion cérumineuse, et, par suite, l'ouïe se rétablit. Depuis cette époque, il n'a plus éprouvé aucun symptôme de surdité, ni de bourdonnements.

Autre. M. Tacher, curé à Versailles, était également sourd depuis au moins vingt ans ; ses oreilles étaient primitivement d'une sécheresse extrême ; aucun des moyens employés n'avaient pu le soulager ; il fut également soumis, en 1837, pendant quelques mois, au traitement acoustique, qui ramena le cérumen à l'oreille, et la guérison s'ensuivit. Depuis cette époque, il n'a plus éprouvé le moindre symptôme de surdité.

Autre. MM. Lempireur, père et fils, maîtres de poste à Orsay (Seine-et-Oise), éprouvant l'un et l'autre, depuis nombre d'années, une surdité presque complète, qu'ils croyaient être de famille, vinrent me consulter dans le courant de l'année 1837. Je trouvai leurs oreilles totalement dépourvues de cérumen. M'étant assuré que cette affection n'avait pour cause aucune maladie antérieure, puisqu'ils avaient toujours joui d'une bonne santé, je les soumis au traitement acoustique simple pendant quatre à cinq mois; l'ouïe s'est rétablie en même temps que la sécrétion cérumineuse, et ils continuent à jouir d'une ouïe parfaite.

Autre. Madame Blain, à Fay (Oise), âgée d'environ quarante-quatre à quarante-cinq ans, sourde presque complétement depuis plus de quinze ans, ayant essayé plusieurs moyens pour se guérir sans en éprouver le moindre amendement, vint me trouver au printemps de 1837. Ses oreilles ne contenaient pas le moindre atome de cérumen; la montre placée entre les dents n'était nullement entendue; appliquée en outre sur le pavillon de l'oreille, même résultat; je cherchai à remonter aux circonstances commémoratives de la maladie; elle me dit qu'elle n'avait jamais eu de mal ni aux oreilles ni à la gorge, mais qu'elle croyait être devenue sourde à la suite de transpirations répercutées. Je la soumis au traitement acoustique suivant la méthode précitée; la matière cérumineuse se rétablit, et la surdité disparut totalement; elle n'a pas éprouvé de récidive.

Exemple de surdité incomplète, occasionnée aussi par la sécheresse de l'oreille, et traitée primitivement sans succès, par la trompe d'Eustache, les sétons, les moxas et les cautères.

Madame Élisa Gigaud, musicienne, rue Notre-Dame, n° 22, à Reims, âgée d'environ cinquante-deux ans, atteinte d'une dysécée avancée depuis l'âge de dix à douze ans, traitée par plusieurs médecins et à des époques différentes, n'a jamais pu éprouver le moindre soulagement ; au contraire, d'après sa lettre reproduite en entier, elle faillit en *mourir ;* le mois d'octobre dernier, elle m'écrivit ce qui suit :

Reims, le 28 octobre 1839.

« Monsieur,

« Ayant lu votre brochure sur la surdité, j'ai été convaincue que celle qui m'afflige était produite par une cause externe ; ce motif m'a fait penser que je pourrais obtenir quelque soulagement en mettant votre traitement en usage, et je commençai le 7 juin dernier ; voilà bientôt cinq mois que j'ai éprouvé de l'amélioration, mais la variété en est si singulière, que c'est la raison qui me détermine à vous prier de m'aider de vos conseils pour suivre votre traitement, que j'ai fait jusqu'à ce jour avec toute la patience, la persévérance et la régularité possibles.

« Dès le vingt-huitième jour, je fus frappée d'entendre distinctement (tout ce que l'on me disait d'une voix ordinaire), de mon oreille gauche ; j'ai éprouvé un véritable bonheur, mais il fut de courte durée, car deux jours après je n'entendis plus aussi bien ; depuis lors j'ai toujours éprouvé de grandes variations, tantôt bien, tantôt mal ; enfin j'étais parvenue, il y a quatre semaines, à entendre très-distinctement de mes deux oreilles le mouvement de ma montre que je n'avais plus entendu depuis nombre d'années ; j'avais donc lieu d'espérer d'être bientôt au terme de ma guérison, ayant éprouvé ce bienfait (si je puis m'exprimer ainsi) pendant la durée de trois semaines, et tous les jours un peu mieux, car j'entendais le battement de ma montre tout près de mes oreilles, sans être obligée de l'appuyer dessus; mais depuis huit jours tout a changé; avec beaucoup de peine et en tournant la montre de tous les côtés à peine puis-je distinguer quelques sons. Je ne me rebute cependant pas, Monsieur, j'ai beaucoup de persévérance, mais je crois que je dois ajouter au traitement simple, soit les fumigations avec l'entonnoir à long tube, soit la pommade appliquée sur les régions du col; ma surdité, dont je vais vous indiquer l'origine, a toujours été accompagnée de sifflements, de bourdonnements, de chutes d'eau, de détonations, de tintements, et enfin de toutes espèces de bruits; depuis le commencement du traitement ces bruits sont devenus beaucoup moins forts, du côté gauche; et du côté droit, au contraire, ils sont toujours restés les mêmes. Veuillez donc, Monsieur, m'aider de vos conseils; je les suivrai très-exactement; je dois encore vous faire observer que j'éprouve de fortes démangeaisons à la tête, qui produisent de petits boutons, que je mets à sang à force de me gratter; mais jamais ils ne suppurent; ils sèchent, puis il s'en forme d'autres.

« La surdité commença à se faire sentir à l'âge de onze ans. Je commençai par perdre l'ouïe à l'oreille gauche, sans avoir pu savoir de quelle manière. J'en parlai à mes parents, qui ne voulurent pas y ajouter foi, malgré tout ce que je pouvais leur en dire; entendant parfaitement de l'oreille droite, je m'en consolai, et pris tellement l'habitude d'ouïr de cette dernière, que je ne faisais plus attention à la gauche; *au contraire, il me semblait que la bonne était devenue plus fine.*

« A vingt-huit ans, un rhume de cerveau très-violent, suivi de sifflements et de bourdonnements, me priva de l'ouïe entièrement; en me mouchant un peu fort, je sentais un petit claquement dans l'oreille droite; dès lors, les sifflements, les bourdonnements n'ont jamais cessé. J'habitais alors la Suisse allemande; j'avais pour médecin un homme à grande réputation, qui cependant se trompa sur la nature de mon infirmité. Je nourrissais mon premier enfant, c'était en 1815, dans le moment où les Alliés étaient en France; il prétendait que la révolution que j'en avais éprouvée était la cause accidentelle de ma surdité; que c'était en outre mon lait remonté dans ma téte; enfin il m'appliqua des vésicatoires derrière les oreilles, qui restèrent sans effet; il me fit aussi des injections aux deux oreilles pendant une quinzaine de jours; il me médicamenta sans succès; il travailla mes nerfs, mais encore sans aucun résultat satisfaisant. J'en consultai d'autres; l'un me magnétisa pendant sept ou huit mois, l'autre me fit des saignées tous les mois. Ventouses, sangsues, sétons, tout fut mis en usage : bref, Monsieur, tous ces Esculapes ruinèrent ma santé, dont je n'avais jamais pour ainsi dire eu à me plaindre, et me rendirent tellement faible, que je n'avais plus que le souffle. Je renonçai aux médecins et à leurs drogues.

« En 1827, je revins à Paris, et fus consulter M. D***. Après m'avoir fait horriblement souffrir en me faisant passer des sondes par les narines, il voulut ajouter à ce traitement un séton à la nuque et m'appliquer des ventouses derrière les oreilles. Je ne pus m'y décider, ayant encore le souvenir de ce que tous les médecins de la Suisse m'avaient fait souffrir; et je renonçai au traitement de M. D***, décidée à ne plus rien entreprendre, et à garder comme tant d'autres ma malheureuse infirmité etc.; enfin, monsieur, j'espère et même je suis convaincue de finir de me guérir à l'aide de vos conseils, parce que j'entends mieux maintenant; mais il est des jours où mes oreilles deviennent plus ou moins obscures, surtout depuis trois jours.

« Je dois vous faire observer que lorsque j'ai recommencé le traitement d'une oreille, après huit jours de repos, les injections amènent de petites peaux. Je dois aussi vous dire que depuis l'origine de ma surdité, j'ai toujours eu absence totale de cérumen dans mes oreilles. Je regrette beaucoup de n'avoir pas entendu parler de votre traitement et de vos admirables cures pendant mon séjour de sept ans à Paris, de 1827 à 1834, époque à laquelle je suis venue me fixer à Reims; j'aurais pu alors, Monsieur, vous consulter, et probablement aujourd'hui je serais guérie radicalement. Étant dans l'impossibilité de venir à Paris, je prends la liberté de vous écrire pour vous entretenir de mes doléances, dans l'espérance que vous voudrez bien me lire et m'aider de vos conseils.

« J'ai l'honneur, etc.   *Signé :* Élisa GIGAUD,
« Rue Notre-Dame, à Reims. »

Autre. Étant à Londres (Angleterre) en 1835, M. le général Kright vient me consulter pour une surdité presque complète, qu'il éprouvait au moins depuis vingt-cinq ans. Il me rapporta que les médecins anglais prétendaient que son infirmité était nerveuse, et qu'ils jugeaient qu'aucun moyen n'était susceptible d'y apporter la moindre amélioration. La surdité s'était déclarée sans avoir été précédée d'aucune douleur, mais il l'attribuait à des coups d'air, etc. Ses oreilles ne renfermaient que des débris d'épiderme et une espèce de poussière, qui lui occasionnaient des bourdonnements et beaucoup de démangeaisons. Une montre placée sur le pavillon auriculaire n'était nullement entendue. Prescription : pansement aux oreilles avec l'huile acoustique, huit jours l'une, injection tous les matins avec du chlorure de chaux, préparé comme il suit :

Chlorure de calcium.	64 grammes
Eau commune	1 litre.

Le tout mêlé ensemble, la liqueur étant filtrée et gardée dans une bouteille bouchée ; on avait le soin d'y ajouter chaque fois une égale quantité d'eau tiède. Il lui fut aussi prescrit des fumigations aromatiques. Ce traitement, fait pendant cinq à six mois, a rétabli le cérumen, et la surdité a tout à fait disparu. Depuis cette époque, M. Kright n'a pas eu de récidive.

Autre. M. Poussin, ancien notaire, à Senonches (Eure-et-Loir), atteint depuis plus de quinze ans d'une surdité presque complète, survenue par cause de sécheresse du conduit auditif, occasionnée par des rétropulsions de transpirations, surtout de celle de la tête, compliquée de tintements, de bourdonnements, etc., se soumit également, à la fin de 1837, à un traitement acoustique et à des fumigations aromatiques, qu'il avait soin de diriger à l'oreille en traitement, seulement tous les deux jours, le soir, avant le pansement acoustique; peu à peu le cérumen reparut et l'ouïe se rétablit.

Autre. M. Vieuville, propriétaire à Treux, près Guise (Aisne), âgé de soixante-huit ans, sourd depuis plusieurs années au point de ne rien entendre, par suite de douleurs rhumatismales, vint aussi me consulter. Ses oreilles étaient tout à fait sèches ; je le soumis au traitement avec l'huile acoustique, et je lui prescrivis des injections le matin, avec une infusion de menthe poivrée. Ce simple traitement rétablit la sécrétion cérumineuse ainsi que l'ouïe. Cette cure fut aussi opérée dans le courant de 1837 ; et, depuis cette époque, l'ouïe n'a pas éprouvé la moindre aberration.

Autre. Mme Houché à Chéroy (Yonne), ayant éprouvé dans le temps plusieurs suppressions de transpiration de la tête, devint graduellement sourde sans éprouver de douleurs. Le conduit auditif était sec comme du parchemin : aussi son infirmité était accompagnée de bourdonnements continuels. Ayant épuisé tous les ressources qu'offre la médecine ordinaire, elle se décida à mettre en pratique l'huile acoustique, et les injections le matin. Au bout de quelques mois, la matière cérumineuse commença à se sécréter dans les oreilles, et l'ouïe se rétablit degré par degré.

Autre. M. Domingel, chapelier à Dijon, âgé de plus de soixante ans, sourd presque complétement depuis au moins vingt-cinq, par l'effet de sécheresse des oreilles, n'ayant pu être soulagé par aucun moyen prescrit par les médecins de cette ville, se décida à me consulter. Sur mon avis, il mit en usage l'huile acoustique et des injections aromatiques. Comme la surdité était invétérée, la sécrétion cérumineuse eut beaucoup de peine à se rétablir; mais comme il commença au bout de cinq à six mois à rencontrer le conduit auditif un peu humide, il continua son traitement. C'est seulement au bout de treize mois que cette matière devint plus abondante; il fut en état de guérison au bout de ce temps.

Autre. M. Tervais, propriétaire, à Lunéville, âgé d'environ soixante ans, était atteint depuis plusieurs années d'une sécheresse extrême des deux oreilles, qui le rendait presque totalement sourd, et ne savait à quelle cause l'attribuer, n'ayant jamais éprouvé d'otite ni de mal de gorge capable de faire développer la surdité. Après avoir essayé tous les moyens imaginables, il se décida, en 1838, à se traiter d'après ma méthode, et au bout de quelques mois il commença à s'apercevoir que ses oreilles devenaient de jour en jour plus humides. Au fur et à mesure l'ouïe devint meilleure, et finit par acquérir toute sa première finesse.

Autre. M. Bonclay, ci-devant notaire à Étreux, département de l'Aisne, étant également atteint de la même espèce de surdité depuis nombre d'années, survenue à la suite de transpirations répercutées, n'a pu être guéri que par l'usage de l'huile acoustique, et des injections aromatiques pratiquées le matin, comme il est indiqué plus haut.

Autre. M. Phalempin, avocat, rue du 29 Juillet, 29, à Paris, était atteint d'une surdité presque complète depuis dix-huit ans, survenue à la suite de transpirations supprimées; ses oreilles étaient sèches; il avait aussi subi tous les traitements usités de la médecine ordinaire. Ayant entendu parler de mes succès, il se décida à se soumettre au traitement acoustique externe suivant mon procédé; au bout de quelques mois la matière cérumineuse se rétablit, et la surdité se dissipa en même temps.

Autre. M. Paquet, à Steny, était presque tout à fait sourd depuis quinze ans, des suites d'un rhumatisme qu'il prétendait placé aux muscles du col. Ses oreilles étaient excessivement sèches; la montre que j'y plaçai n'était point entendue : le traitement acoustique simple, fait avec persévérance pendant plusieurs mois, rétablit un cérumen de bonne nature; la guérison de la surdité s'en est suivie peu de temps après.

Mme Milereau, le mari greffier du juge de paix, à Saint-Amand (Nièvre), atteinte de surdité aussi entretenue par une phlegmasie chronique du conduit auditif, qui la rendait presque complétement sourde depuis dix-neuf ans, après un traitement méthodique avec l'huile acoustique que je lui ai présentée a été complétement guérie.

Après avoir fourni plusieurs exemples détaillés de la surdité occasionnée par l'engorgement des glandes cérumineuses, et en outre par la sécheresse du conduit auditif, il serait inutile de décrire d'autres observations; et nous nous bornerons, afin de ne pas fatiguer nos lecteurs, à présenter des guérisons de surdité dépendant des causes sus-énoncées qui ne sont pas moins curieuses.

1° A Paris, MM. *Mouilleron,* parfumeur, rue de Seine; sa surdité avait résisté à tous les autres traitements faits antérieurement; *Gérard,* cul-de-sac Biard, 8; *Vauvré,* âgé de soixante-quinze ans, quinze ans de surdité presque complète, rue Phelippeau, 15; *Masson Laurent,* an-

cien employé des princes, faubourg Saint-Honoré, 42 ;
le général *Robusson*, rue de Clichy ; *Pluchonneau*, marchand de bois au canal Saint-Martin, quai Volney ; *Davière*, propriétaire, rue des Fossés-Montmartre, 20, surdité presque complète ; *Gaudard*, rue du Marché-Daguesseau, 8 ; *Laniel*, même adresse ; *Laumonier*, charcutier, rue de Sèvres, 25, à Vaugirard ; la cuisinière de l'institution Maniette, Grande-Rue, idem ; *Barré*, jardinier, rue Notre-Dame, idem ; *Masgasrie*, jardinière, rue Blomet, près l'église de Vaugirard ; *Bain*, propriétaire à Vincennes ; *Roile*, à Mole, près Versailles ; Mme *Legrand*, à Neuville, près Pontoise, surdité presque complète ; *Roi*, contrôleur, à Dijon ; *Paul*, blanchisseur, à Vaugirard ; Mme la baronne *Dubois*, à Sens ; *De la Chambre*, huissier à Péronne (Somme) ; *Minne*, percepteur à Bouchain (Nord) ; *Debrette*, inspecteur de l'enregistrement à Bourges, quinze ans de surdité presque complète ; *Nègre*, ancien négociant à Nîmes, âgé de quatre-vingt-deux ans, trente ans de surdité complète ; *Adam*, à Évreux *Lanause*, négociant à Touneins ; le maire d'Isac, près Libourne ; *Olivier*, chef de bureau à la préfecture d'Auch ; Mme *Charault*, directrice de la poste aux lettres à Saint-Amand Moutrond, près Bourges, douze ans de surdité ; le baron d'*Hartanez*, près Caen ; *Maçon*, avocat, père de M. le sous-préfet de Lectoure (Gers) ; *Voisin*, capitaine retraité à Deng-Cours, près Saint-Malo, vingt ans de surdité complète ; MM. les curés de Saint-Ay, de Lauris, très-âgés et sourds depuis plus de vingt-cinq ans ; *Prudhomme*, sacristin à l'église de Montargis ; la veuve *Durand*, dans cette ville, l'un et l'autre aussi très-âgés ; une religieuse de Sainte-Ursule, à Périgueux ; *Martin Gilbert*, propriétaire.

âgé de soixante-douze ans, à Saint-Quentin ; un juge du tribunal de cette ville, âgé de quatre-vingts ans.

Nous avons aussi obtenu, suivant la méthode que nous employons, grand nombre de guérisons sur des étrangers. Nous pourrions les citer comme faits à l'appui de ce que nous avons avancé, puisque nous sommes en possession de lettres témoignant la reconnaissance des personnes que nous avons guéries ; mais comme il n'entre pas dans notre intention de publier un grand volume, mais bien de faire une simple brochure, nous nous bornerons à citer parmi ces guérisons celles qui nous ont paru être les plus remarquables.

(Ces guérisons ont déjà été citées par les journaux d'Allemagne.)

M. le directeur des postes de Hambourg, âgé de près de soixante-dix ans, surdité presque complète depuis près de vingt ans ; le baron *Oertzen*, gentilhomme du grand duc de Mecklembourg-Strelitz : il était sourd presque complétement des suites de la rougeole depuis dix-huit ans ; M. le baron de *Winkell*, premier inspecteur des foréts, à Rosbach, âgé de soixante-neuf ans ; baron de *Ribbeck*, à Horst (Prusse) ; Mme *Muller*, à Raval ; M. *Ramer*, à Forst ; le baron *Joacdem* ; Mme *Meiner*, à Landau, etc., etc.

Dans une partie de la médecine reconnue par les auteurs consciencieux être encore dans l'enfance, j'ai dû pour prouver ma découverte établir mes succès sur des témoignages authentiques que je n'aurais pas produits si j'avais eu à traiter un tout autre sujet de la science ; il m'a donc été impossible de ne pas citer les faits tels qu'ils sont représentés plus haut, afin d'établir aussi la preuve de ma bonne foi, qui doit toujours être le guide d'un auteur délicat : la société me jugera.

TRAITEMENT DE LA SURDITÉ, PRODUITE PAR LA PRÉSENCE DES DARTRES DANS LE CONDUIT AUDITIF EXTERNE.

(Otite chronique dartreuse.)

Ayant fait connaître dans l'article consacré à l'otite chronique, produite par la présence d'une dartre dans le conduit auriculaire externe, les signes particuliers qui caractérisent cette affection, nous nous bornerons maintenant à indiquer le traitement spécial qu'il faut mettre en usage pour la combattre.

1° Lorsque l'affection dartreuse se borne seulement aux conduits auditifs, il suffira, pour la guérir de traiter ces cavités comme il suit : Panser les oreilles avec huile acoustique composée d'après notre formule magistrale. Pour le mode des pansements voyez page 25.

2° Matin et soir, faire à chaque oreille quinze à vingt injections et coup sur coup, au moyen d'une petite seringue, avec la liqueur préparée comme il suit, mais coupée avec moitié eau, un peu chaude pour avoir le mélange constamment tiède :

Liqueur :

Chlorure de chaux . . . .   62 grammes.
Eau épurée. . . . .   600 grammes.

Faire une solution, passer dans un filtre, garder le liquide dans une bouteille bouchée pour l'usage, en faire préparer de nouvelle au fur et à mesure que la provision s'épuisera, et toujours d'après les mêmes proportions.

5° Dans la journée on tiendra à demeure une petite mèche de coton dans le conduit auditif, imbibée de cette liqueur pure.

4° Comme il arrive souvent que la dartre occupe à la fois le pavillon auriculaire, sa conque et tout le conduit, dans ce cas on placera jour et nuit un linge fixe, aussi imbibé de la même liqueur, sur toute la partie occupée par la dartre.

Continuer jusqu'à ce que la cire auriculaire ait repris son cours; alors l'otite est combattue avec le retour de l'ouïe. Ce traitement est ordinairement couronné de succès.

5° Lorsqu'au contraire les dartres occupant les oreilles forment le complément d'une éruption de cette nature occupant plusieurs parties du corps, il est nécessaire d'attaquer le vice de la maladie qui est entretenu par une cause externe, par les boissons sudorifiques, la bardane, la patience sauvage, la salsepareille, le gayac, la fleur de soufre, à l'intérieur. Les bains soufrés, la pommade aussi soufrée employée en frictions, et les lavages avec la liqueur de chlorure indiquée plus haut, forment le traitement général approprié en pareil cas, et combiné avec celui des oreilles, et tel que nous l'avons indiqué.

TRAITEMENT DE L'OTORRHÉE.

Le peu de connaissances que l'on a acquis sur la nature des maladies chroniques a sans contredit arrêté le progrès de leur thérapeutique ; aussi l'otorrhée, si voisine du centre de la vie, n'a-t-elle été jusqu'à présent traitée qu'avec la plus grande circonspection. Tous les méde-

cins instruits ont reconnu que son diagnostic était fâ-
cheux, à moins que cet événement ne fût la suite d'un
abcès ou l'effet d'une lésion locale occasionnée par l'introduction ou la présence d'un corps étranger dans le
conduit auditif.

C'est la raison pour laquelle on a toujours cherché à
déplacer cette affection, lorsqu'elle est produite par toute
autre cause que celle dont nous venons de parler, en
prescrivant des vésicatoires ou des sétons soit à la nuque,
soit au bras.

L'expérience démontre que chez les enfants cet écoulement est presque toujours entretenu par une maladie
du système glandulaire, qu'il faut combattre en même
temps que l'écoulement qui n'en est que le symptôme.

Itard l'avait si bien senti, que toutes les fois que cette
maladie lui présentait un caractère symptomatique, et
qu'elle paraissait vouloir se supprimer sans en entraîner
la cause, il cherchait toujours à rétablir l'écoulement de
l'oreille en faisant quelquefois raser la tête, et la friction-
ner ensuite avec des stimulants, et en l'enveloppant après
d'une calotte de taffetas gommé. Il pratiquait des injections avec une eau adoucissante dans le conduit auditif
malade, et n'avait recours aux injections astringentes
que dans le cas où l'otorrhée commençait à disparaître
sous l'influence d'autres remèdes. Quand il avait la preuve
que l'otorrhée était produite par le vice scrofuleux, il
employait les amers à l'intérieur; si au contraire cet
écoulement était occasionné par le vice syphilitique, il
administrait les anti-syphilitiques.

Quoique cette méthode nous ait paru rationnelle et
basée sur une longue expérience, nous ne l'adoptons pas

néanmoins entièrement, parce que la thérapeutique et l'observation nous ont présenté d'autres ressources que nous employons tous les jours avec succès.

Si l'otorrhée est récente, et si elle est occasionnée par un abcès mal soigné, comme cela arrive fréquemment, ou par l'effet d'une lésion provenant de l'introduction d'un corps étranger dans l'oreille, nous faisons panser : 1° le conduit auditif tous les soirs avec l'huile acoustique (comme il est indiqué à la page 25).

2° Nous faisons aussi pratiquer tous les matins et tous les soirs une douzaine d'injections avec la liqueur composée comme il suit : coupée chaque fois d'une quantité d'eau tiède. Pour sa préparation on prend :

> Chlorure de calcium. . . . 64 grammes (2 onces).
> Eau commune. . . . . 1 litre.
> Faites une solution, filtrez et gardez pour l'usage.

Il est fort rare que l'écoulement de cette nature ne disparaisse pas après quelques mois de ce traitement.

Lorsqu'au contraire l'otorrhée est entretenue par une maladie du système glandulaire, nous faisons, outre l'emploi de l'huile acoustique et des injections chlorurées, pratiquer au pourtour du pavillon de l'oreille, et sur tout le col, pendant sept à huit jours, des frictions avec la pommade suivante, *répétées toutes les quarante-huit heures seulement.*

> Axonge. . . . . 32 grammes.
> Hydriodate de potasse. . . . . 2 —
> Faites une solution, divisez en quinze parties égales, et gardez pour lavage.

Laver le lendemain matin toute la partie frictionnée avec de l'eau de savon ; ce lavage sert à dégager le système absorbant du résidu de la pommade, et met en même temps les vêtements à l'abri du corps gras.

Après huitaine, ces frictions sont pratiquées aux aines; la semaine d'après on les fait à la partie interne des cuisses, pour recommencer ensuite au col. On continue ainsi jusqu'à la fin du traitement, qui est susceptible de durer plusieurs mois; mais, en général, il est presque toujours couronné de succès.

L'enfant Boudry, âgé de dix ans, en pension à l'institution Maniette, à Vaugirard, avait un écoulement purulent depuis l'âge de deux ans; plusieurs moyens, et notamment celui d'un vésicatoire à la nuque, avaient été employés sans succès. Cet enfant me fut amené par son père au mois de juin dernier. Je reconnus, après examen, un engorgement assez fort du système glandulaire du col; une de ses oreilles était le siége de l'écoulement purulent; l'oreille opposée contenait un cérumen noirâtre. Il entendait à peine le mouvement d'une montre appliquée au pavillon des deux oreilles. Je fais observer aussi que le père avait eu également dans son enfance les glandes labiales presque toujours engorgées, mais sans complication de surdité.

Je lui fis appliquer de nouveau un vésicatoire à la nuque, et le soumis en outre au traitement dont j'ai parlé plus haut; il le continua jusqu'au mois de décembre, et l'écoulement, ainsi que l'engorgement glandulaire sont disparus. La matière cérumineuse est revenue dans son état normal à l'oreille qui n'était pas le siége de l'écoulement, et cette matière ne fait que commencer à reparaître dans l'oreille où l'écoulement était établi. L'ouïe est parfaitement rétablie.

Autre. Le jeune Cugneau, âgé de sept à huit ans, les parents sculpteurs, boulevard des Paillassons, était atteint depuis son bas-âge d'une otorrhée d'une seule oreille, qui avait été aussi traitée sans aucun succès par les moyens ordinaires ; soumis à l'emploi de l'huile acoustique, des injections chlorurées, simplement pendant cinq à six mois, la guérison a été parfaite. Je fais observer que les glandes chez cet enfant ne présentaient rien de particulier.

Autre. Le fils de M. Leroy, rue Coquillière, marchand de tabac, âgé de quatorze ans, atteint d'une otorrhée depuis l'âge de quatre à cinq ans, par suite d'engorgement glandulaire, fut également soumis au traitement externe fait avec l'huile acoustique, et des injections chlorurées, suivant la dose citée à l'exemple plus haut ; l'écoulement a disparu, mais l'oreille est restée sèche ; aussi l'ouïe de ce côté est-elle toujours un peu dure.

Madame Hocdé, âgée de trente-deux ans, demeurant à La Loupe (Eure-et-Loir), était atteinte d'une otorrhée d'une seule oreille depuis l'âge de douze ans environ. On avait employé sétons et autres exutoires sans aucun succès. Elle vint me trouver en 1834 ; je fis établir un vésicatoire à la nuque, et je traitai avec les injections chlorurées et l'huile acoustique le conduit auditif. Le système glandulaire fut également attaqué par des frictions faites avec la pommade iodurée, ainsi que nous l'avons déjà dit. Ce traitement fut suivi pendant environ un an et obtint un succès complet. Nous ajoutons néanmoins qu'à la fin de ce traitement le malade fut soumis à l'usage de plusieurs purgatifs.

TRAITEMENT DES MALADIES DE LA MEMBRANE DU TYMPAN.

On a très-peu de chose à dire sur le traitement de cette membrane, laquelle, à notre avis, ne peut éprouver que deux affections bien tranchées.

1° Celle occasionnée par sa dilatation ou sa contraction, résultant d'une trop vive impression morale, telle que la peur, la joie, etc., et qui détermine dans quelques cas une surdité plus ou moins forte.

2° Celle amenée par sa perforation, qui est le résultat soit de l'introduction d'un corps étranger plus ou moins aigu, soit du refoulement d'une colonne d'air introduite, ou du dedans au dehors, ou du dehors au dedans, par l'ouverture spontanée d'un abcès, ou par l'otorrhée.

Dans le premier cas, si l'affection est récente, une huile adoucissante introduite dans le conduit auditif, un cataplasme appliqué sur le pavillon de l'oreille produiront la guérison presque instantanément. Mais, si cette affection est ancienne, on parviendra aussi à rétablir les fonctions de la membrane par le traitement acoustique externe que nous employons dans les surdités ordinaires.

Dans le second cas, c'est-à-dire celui de la perforation, si elle est nouvellement produite par l'introduction d'un corps étranger aigu ou contondant, ou par la colonne d'air déjà mentionnée, on arrivera facilement à la guérison en bouchant le conduit auditif externe avec un tampon de coton enduit d'un corps gras, sans oublier principalement de recommander au malade que, lorsque le besoin lui viendra de se moucher ou d'éternuer, il devra s'empresser de boucher hermétiquement l'orifice auditif de l'oreille malade avec le doigt afin de former un obstacle plus puissant à l'air qui passerait de l'arrière-bouche par la trompe d'Eustache, et qui s'échapperait par l'oreille externe s'il n'était pas arrêté, et empêcherait par conséquent la cicatrisation.

Si l'ouverture de cette membrane était ancienne, le même moyen pourrait être tenté; nous n'avons jamais vu de cas de cette nature.

Si la perforation est, au contraire, occasionnée par l'otorrhée, que cette affection dure depuis longtemps, il serait nécessaire de suivre le même traitement; mais il ne faut pas compter sur sa guérison avant la cessation de cet écoulement. (Voyez *le Traitement otorrhée*, page 158). Relativement à l'ossification de la membrane du tympan, les auteurs ont proposé sa perforation. N'ayant pas eu occasion de l'observer encore, nous nous abstiendrons de porter un diagnostic quelconque.

TRAITEMENT DES MALADIES DE L'OREILLE INTERNE.

De l'otite aiguë.

L'inflammation de l'oreille interne n'est souvent que la continuité de celle du conduit auditif externe ou bien de celle de la gorge. Dans l'un ou l'autre cas, on doit s'empresser de combattre cette inflammation par des saignées générales très-fortes, suivies d'application de sangsues au col et derrière les oreilles, proportionnée aux forces du malade; on fera couler le sang provenant des piqûres, au moyen de cataplasmes émollients à au. Ce moyen réussit ordinairement à couper l'inflammation.

Si les douleurs s'étendent jusqu'à la gorge, et que l'inflammation y ait pris son origine, on ne doit pas négliger les gargarismes adoucissants répétés à plusieurs époques de la journée.

On peut aussi se servir avec succès d'injections dans les narines et de fumigations émollientes.

Lorsque cette inflammation ne peut être coupée par tous ces antiphlogistiques et qu'elle se termine par un abcès dans la caisse du tambour, au point de refouler la membrane du tympan dans le conduit auditif externe, que le malade éprouve des douleurs aiguës et que son existence est menacée, il est indispensable de pratiquer la perforation de la membrane du tympan indiquée par Cooper, afin de donner issue à la matière purulente contenue dans la tumeur. On appliquera aussi un vésicatoire à la nuque, que l'on entretiendra dans un état continuel de suppuration. On introduira en outre dans la caisse du tambour, par la nouvelle ouverture, des injections émollientes à trois ou quatre époques de la journée.

Si la durée de cet écoulement était de plus de quinze jours, il serait nécessaire d'ordonner des injections de chlorure de chaux, composées ainsi qu'il suit :

Chlorure de calcium. . . . . 20 grammes.
Eau, environ un litre. . . . . 1 litre.

On passe ce mélange dans un tamis ou dans un linge.

On ajoutera à cette liqueur, au moment de pratiquer les injections, environ un quart d'eau chaude (pour rendre l'injection tiède).

La continuation de ce traitement pendant quelques jours arrêtera l'écoulement et il n'y aura plus qu'à s'occuper de rétablir la membrane du tympan au moyen du traitement indiqué dans l'otorrhée.

A quatre ou cinq jours d'intervalle, il sera nécessaire de purger le malade quatre ou cinq fois au moment de la suppression du vésicatoire, qui ne devra avoir lieu qu'un mois ou six semaines après la disparition de l'écoulement auriculaire. Ce traitement peut s'appliquer également à l'otorrhée produite par l'affection de l'oreille interne.

Nous n'indiquerons pas de traitement contre la cophose occasionnée par les maladies du labyrinthe, aucun diagnostic ne pouvant être porté sur sa nature dans l'état de vie.

TRAITEMENT DE LA PHLEGMASIE CHRONIQUE DE L'OREILLE INTERNE.

Il arrive souvent que cette phlegmasie est la continuité de celle de l'oreille externe; dans ce cas le traitement est le même que celui indiqué pour la sécheresse de l'oreille.

Quand, au contraire, cette phlegmasie est dépendante de celle de la membrane muqueuse de la région gutturale ou nasale, il faudra la traiter également par l'oreille externe avec l'huile acoustique, et employer les injections soit aromatiques, soit chlorurées; on se servira aussi des fumigations émollientes, détersives, par la voie des narines. (Nous croyons devoir indiquer le moyen de pratiquer ces fumigations.)

Prendre une cafetière pouvant contenir un litre d'eau, y faire fabriquer une espèce de chapiteau en entonnoir, pouvant s'adapter par sa base à l'embouchure de la cafetière. Cet entonnoir doit être surmonté d'un tube assez long et assez aminci à sa partie supérieure pour être introduit avec facilité dans une des narines.

Nous employons avec succès l'*arnica montana*, la menthe poivrée, les feuilles de fenouil, la sauge, le romarin, à la dose de deux fortes pincées par litre d'eau. On fait bouillir pendant environ dix minutes, on place ensuite l'appareil sur une table, et on prend la fumigation au degré de chaleur nécessaire pour ne pas se brûler.

Nous nous servons aussi des masticatoires suivants, que l'on garde le plus de temps possible dans la bouche, afin de provoquer une salivation abondante; on continue pendant longtemps tous ces moyens, et si la bouche s'irritait, il faudrait suspendre pour les reprendre après.

La racine de pyrèthre concassée, le cachou, les feuilles de tabac, le gargarisme avec la poudre d'alun, etc.

Il arrive aussi quelquefois que cette phlegmasie est sympathique à celle des viscères abdominaux. Dans ce cas, on doit autant que possible chercher à la combattre, ainsi que nous l'avons indiqué dans la migraine compliquée de céphalée, et ne jamais abandonner le traitement de l'oreille externe.

Dans tous ces cas, la maladie résiste longtemps; et si l'on suit avec persévérance et méthode cette thérapeutique, on finit par s'en rendre maître, et par conséquent par rétablir l'ouïe; mais il est impossible de limiter le temps que doit durer le traitement.

MALADIES DE LA TROMPE D'EUSTACHE.

Au nombre des maladies de l'oreille interne, on cite particulièrement l'occlusion de la trompe d'Eustache; elle peut être le résultat d'une accumulation de matières ou d'autres causes que nous avons définies; notre expérience nous a démontré que cette affection ne se présentait que fort rarement.

La médecine, presque toujours en remorque après la chirurgie, avait gardé le plus grand silence sur ces maladies; elle ne commença à sortir de sa léthargie qu'après l'avertissement que lui donna le maître des postes de Versailles, par son procédé ingénieux.

Douglas, professeur d'anatomie à Londres, qui vivait à la même époque que Guyot, paraît être celui qui s'en occupa le premier; il démontra, dans ses *Leçons d'anatomie*, la manière d'injecter la trompe d'Eustache par les narines. Cléland, autre chirurgien de Londres, sans doute son élève, proposa, dans les *Transactions philosophiques*, année 1734, une seringue figurée en forme de cathéter flexible, pour l'introduire dans les narines et faire passer son extrémité dans l'orifice de la trompe d'Eustache. Suivant Sauvages, les chirurgiens de Montpellier se servirent de cet instrument. Jonathan Wathen, autre chirurgien de Londres, inventa une sonde pour injecter la trompe d'Eustache par la voie des narines. Sabatier inventa également un siphon propre à cet usage; mais cette opération étant très-difficile, il ne croyait pas à la possibilité de la pratiquer sur le vivant, Lichevin au contraire la considérait comme très-facile. « J'ai répété « plusieurs fois cette opération sur des cadavres de dif-« férents âges, écrivait-il, après quelques essais; je n'y « ai pas trouvé plus de difficulté qu'à sonder par le nez « le canal des larmes. Je me suis servi dans ces essais « d'un soufflet anatomique recourbé, que j'introduisais « par le nez. » Lichevin n'a pas décrit son instrument.

Bell exprime une autre opinion de cette opération :
« On a proposé, dans les cas de cette obstruction, d'ou-
« vrir le conduit auditif interne avec l'extrémité d'un
« stylet obtus et recourbé, ou même d'y injecter, avec
« une seringue courbée, un peu de lait, d'eau ou tout
« autre fluide doux; mais, quoique ceux qui ont une
« parfaite connaissance de la structure de ces parties
« puissent, après s'y être fort exercés, exécuter assez
« facilement cette opération sur le cadavre, il n'y a
« guère lieu d'espérer que l'on en tire jamais aucun
« avantage dans la pratique, car l'irritation que produit
« sur les parties, même dans l'état de santé, l'extrémité
« d'un stylet ou d'une seringue, est si considérable, que
« toutes les tentatives que l'on fait pour l'introduire
« sont fort incertaines ; et la difficulté doit enfin augmen-
« ter quand l'extrémité du conduit est obstruée par une
« maladie. »

Portal est aussi prévenu contre cette opération : « On
« a cru, rapporte-t-il, injecter la trompe en la sondant
« par la bouche. Wathen a le premier écrit sur cette
« opération; on peut voir ce qu'il dit dans les *Transac-*
« *tions philosophiques,* année 1734. Quelques chirur-
« giens français ont cherché le moyen de perfectionner
« cette découverte : plusieurs ont cru y avoir réussi,
« mais malheureusement les succès n'ont pas répondu
« à ce qu'ils avaient avancé, et je regarde leur tentative
« comme inutile; il n'est pas possible d'injecter la
« trompe d'Eustache soit par la bouche, soit par le nez[1]. »

---

[1] Portal s'était mépris, en avançant que Waton injectait la trompe
d'Eustache par la bouche, il pratiquait les injections par le nez. (*Chi-*
rurgie pratique, t. II, page 481.

Tracy, dans sa *Thèse inaugurale* soutenue à l'école de Paris, regardait les injections de la trompe d'Eustache comme illusoires, ne pouvant raisonnablement en attendre aucun succès.

Saissy, de Lyon, réclame contre la mauvaise opinion que se sont formée ces savants praticiens ; il se prononce ainsi : « Ce défaut de succès tenait plus à l'imperfection « des instruments employés jusqu'à ce jour, qu'à la « conformation particulière de la sensibilité des parties « qu'ils devaient parcourir ; c'est cependant à cette « même conformation, à cette même sensibilité, qu'on a « attribué tous les inconvénients de cette opération que « l'on fait rejeter comme un procédé insolite et impra- « ticable. » *Et il espérait, à l'aide* de son instrument, être parvenu à rendre cette opération facile.

Pendant qu'on se disputait sur les divers modes de sonder et d'injecter l'oreille interne, la médecine se contentait de rester spectatrice et n'en persévérait pas moins à employer les vésicatoires, les sétons, les cautères à la nuque, les purgatifs violents, les lavages dans l'arrière-bouche avec des liqueurs détersives, et le galvanisme, etc. En 1793, Lentin proposa un nouveau moyen contre la surdité dans un opuscule, ayant pour titre : *Tentamen vitiis auditus medendi,* dans lequel il indiquait aussi une méthode propre à nettoyer le pavillon de la trompe d'Eustache des mucosités collantes qui pouvaient l'obstruer. Cette méthode consistait en une sonde munie d'une petite éponge à son extrémité supérieure, qu'il portait derrière le voile du palais, disait-il, jusqu'à l'orifice de la trompe qu'il frottait de haut en bas, à différentes reprises, avec l'éponge primitivement imbibée d'esprit de savon ou de vin aromatique, et par ce moyen il arrivait à enlever les mucosités. Plus tard il substitua un petit morceau de viande de veau, et obtint le succès qu'il en attendait, sans éprouver le désagrément de produire la douleur qu'il occasionnait par l'éponge.

Enfin l'invention du maître des postes n'a pas eu seulement pour résultat le perfectionnement de son instrument, mais encore le trépan de l'apophyse mastoïde, la perforation de la membrane du tympan, et celle de la cloison membraneuse qui bouche le canal d'Eustache; mais on ne tarda pas à reconnaître les suites graves qu'entraînait la première de ces opérations, surtout lorsqu'on apprit que le docteur Jean Just, médecin du roi de Danemark, en était mort victime, le 16 mars 1792.

Saissy, de Lyon, pratiqua le premier la perforation de la cloison membraneuse, mais sans succès; il donna une longue description de son procédé dans son traité posthume des maladies de l'oreille interne (1827).

Le procédé employé par lui, n'offrant aucun moyen de rétablir l'orifice de la trompe d'Eustache, doit être également rejeté, et nous partageons l'opinion des praticiens qui ont avancé que l'occlusion produite par la cicatrisation du pavillon de ce conduit est incurable.

On ne peut espérer le résultat de l'ouverture de ce conduit que dans le cas où il est fermé par l'agglomération de matières; alors il y aurait indication de porter par le nez une des sondes confectionnées à cet usage, ce qui rentre entièrement dans le cas de guérison pratiqué par Guyot sur lui-même.

Les injections faites dans les maladies supposées exister à la caisse du tambour n'ont jamais réussi;

d'autres auteurs l'ont avancé avant nous. Ces guérisons n'ont eu lieu que dans le cas simple d'obstruction du méat de la trompe d'Eustache.

Séduit aussi par le développement de la théorie sus-énoncée, nous avons pratiqué nombre de fois ces injections avec une sonde de notre invention, et dont nous allons donner la description; mais nous n'avons obtenu aucun succès.

Cette sonde, à notre avis, a de l'avantage sur les autres, quoiqu'étant de la même forme et du même diamètre; elle est à double conduit. Un de ces conduits est destiné à porter l'injection, tandis que l'autre reprend le liquide qui a été poussé en premier lieu et le rejette au dehors par une ouverture qui y est pratiquée.

Par ce moyen le liquide peut entrer et sortir avec la plus grande facilité, et entraîner des concrétions qui ne pourraient passer entre la sonde et les parois de l'orifice, puisque ces paroi ssont hermétiquement fermées par la sonde.

Il sera facile d'apprécier combien aurait d'avantage sur les autres l'"instrument que nous avons inventé (mais malheureusement sans résultat heureux pour l'humanité).

CONCLUSION.

Dans un siècle où tout ce qui sort des règles établies a besoin d'être défendu parce qu'il est plus vivement attaqué à son principe, il sera *facile* de concevoir dans quel but nous avons présenté à nos lecteurs un aussi grand nombre d'exemples de guérisons, dans les différentes espèces de migraines et de surdités accidentelles que nous avons définies. Nous avons voulu du moins lui prouver, par des faits accomplis, que notre doctrine n'était pas une utopie née de rêves ambitieux, mais qu'elle reposait au contraire sur des preuves authentiques, et sur lesquelles il n'est pas permis à l'esprit le plus incrédule d'élever le moindre doute.

La médecine auriculaire, arriérée depuis si longtemps, devait nécessairement être amenée à subir une grande réforme. Pour arriver à ce résultat, il a fallu de nombreuses investigations et s'écarter de la route suivie jusqu'au moment actuel, pour en frayer une autre à laquelle jusqu'à nous aucun médecin n'avait songé.

Nous exposons donc le fruit de nos recherches à la société comme à la science. Puissent nos efforts dans cette carrière être utiles à l'une comme à l'autre, et nous serons récompensé au delà de nos espérances !

FIN.

EXPLICATION DES GRAVURES.

La première planche présente trois gravures, dont deux en haut et la troisième en bas.

Les deux premières figurent l'anatomie de l'oreille interne, et la dernière la moitié de la mâchoire supérieure coupée verticalement d'avant en arrière. Cette disposition laisse à découvert les fosses nasales et toute la région gutturale, dans laquelle on aperçoit l'orifice de la trompe d'*Eustache*, auquel on a fait jouer un grand rôle dans le traitement des maladies de l'oreille interne. Cette *ouverture reçoit* le bout d'une canule que l'on y fait parvenir d'avant en arrière, introduite primitivement par l'une des narines; cette canule figure une sonde ordinaire, dont on se sert pour traiter l'oreille interne, Guyot, maître des postes à Versailles, indiqua ce procédé en 1724, à l'exception qu'il dirigeait l'instrument par la bouche.

Deuxième planche.

Les douze rondelles que l'on remarque représentent la cire auditive normale et anormale; la normale est indiquée sur les ceux premiers ronds ; et les deux derniers ronds figurent le débris d'un ancien cérumen de mauvaise nature desséché, et des exfoliations d'épiderme qui s'élèvent dans le conduit lorsque cette cavité est réduite au dernier degré de sécheresse. Toutes les autres rondelles ne représentent à partir de la troisième qu'un cérumen plus ou moins altéré, voyez page .

La grande figure du haut représente la moitié de l'oreille externe coupée aussi verticalement; ainsi disposée, elle met à découvert la plus grande partie du conduit auditif externe, humecté de cérumen de bonne nature; le fond de cette cavité se termine par une ligne blanche transversale ; celle-ci figure la membrane du tympan ; au delà est placée la caisse du tympan, qui se termine à gauche par un prolongement cylindrique, connu sous le nom de trompe d'*Eustache*, dont l'ouverture est bien figurée, c'est celle que l'on a vue dans la deuxième *gravure de l'autre planche*. On remarque également, mais à droite, et en dehors à l'entrée du conduit auditif externe, le pavillon auriculaire.

La figure au-dessous enseigne la manière de pratiquer les pansements avec l'huile acoustique; voyez page 25.

Et enfin la figure couchée sur le côté figure la position à tenir pour laisser séjourner les liquides que l'on introduit dans l'oreille.

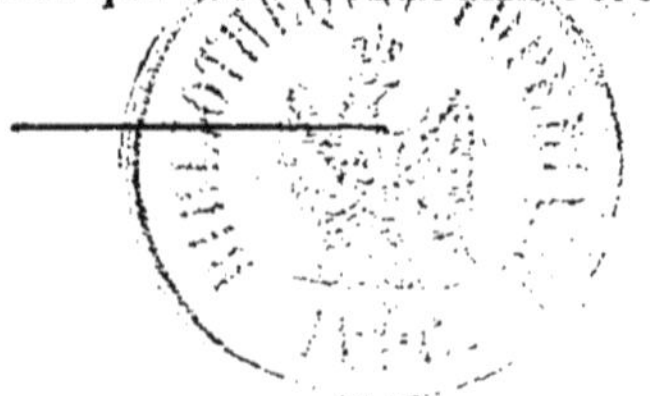

TABLE DES MATIÈRES.

Nota. On trouve également dans les témoignages de guérison consacrés à la sécheresse de l'oreille, des exemples de migraines guéries par le traitement acoustique.

FIN DE LA TABLE.

www.ingramcontent.com/pod-product-compliance
Ingram Content Group UK Ltd.
Pitfield, Milton Keynes, MK11 3LW, UK
UKHW021522090726
13657UKWH00001B/388